Dr. Joan Gomez · Schluß mit Inkontinenz!

D1857139

Lebensfreude, Schönheit und Fitneß – *kein* Wunschtraum!

Elly Hoekstra/Doke van der Neer, Kursleiterinnen: **Der aktive Beckenboden.** Die Spannkraft erhalten, wiederherstellen und fördern – mit sanften Übungen zu mehr Lebens- und Liebesfreude im Alltag. Auch für Männer geeignet. Neu! 2. Auflage. ISBN 3-0350-5061-9
dies.: **Ismakogie** – Anmut, Schönheit, Vitalität, Entspannung: die spielerische Bewegungslehre für den Alltag. ISBN 3-0350-0029-8

Gerhard Leibold, Heilpraktiker: **Blasen- und Nierenleiden.** Vorsorge, Symptome, Ursachen, erfolgreiche Naturheilverfahren. 2. Auflage. ISBN 3-0350-5059-7
ders.: **Prostata.** Beschwerden vorbeugen, Leiden erkennen, behandeln und heilen mit Naturheilkunde – Chancen und Risiken operativer Behandlung. 5. Auflage. ISBN 3-0350-5067-8

Resi Meier, Kneipp-Therapeutin: **Praktische Kneipp-Anwendungen.** Waschungen, Bäder, Dämpfe, Güsse, Wickel, heiße Rolle, Auflagen, Heilkräuter, Kneippen mit Kindern. 4. Auflage. ISBN 3-0350-5100-3

Thomas Methfessel, Yoga-Lehrer/Volkshochschul-Dozent: **Yoga leicht gemacht.** Basis- und Aufbauprogramm für das Training zu Hause und in der Gruppe. Neu! ISBN 3-0350-0037-9

Dieter Stahl, Reiki-Lehrer: **Gesund und fit durch Reiki.** Entspannung, natürliche Heilung und Persönlichkeitsentwicklung. 4. Auflage. ISBN 3-0350-5030-9

Kellina Stewart, Pilates-Expertin: **Pilates leicht gemacht.** Geschmeidiger Körper: flacher Bauch, schlanke schöne Beine, straffer Po. Das praktische Buch! Aufklappbar, standfest, kann während des Trainings konsultiert werden; hilft Fehler zu vermeiden. 5. Auflage. ISBN 3-0350-3001-4

Gesundheit geht uns über alles!
Bücher von Oesch und Jopp in Ihrem Buchladen, Ihrer Versand- und Internetbuchhandlung
Bitte fordern Sie unser Gesamtverzeichnis an:
Oesch Verlag, Jungholzstraße 28, CH-8050 Zürich
E-Mail: info@oeschverlag.ch **Fax: +41 (0)44 305 70 66**
www.joppverlag.ch **www.oeschverlag.ch**

Dr. Joan Gomez

Schluß mit Inkontinenz!

Vorsorge, Ursache und Symptome, Training, medizinische Möglichkeiten

Der Ratgeber für die ganze Familie

Aus dem Englischen von Ursula Harzer

Oesch Verlag

Die englische Originalausgabe erschien 2003
unter dem Titel *Coping with Incontinence*
bei Sheldon Press, London
Copyright © Joan Gomez 2003

Alle Rechte vorbehalten
Nachdruck in jeder Form sowie die Wiedergabe
durch Fernsehen, Rundfunk, Film, Bild- und Tonträger,
die Speicherung und Verbreitung in elektronischen
Medien oder Benutzung für Vorträge, auch auszugsweise,
nur mit Genehmigung des Verlags

1. Auflage 2006
Copyright © 2006 der deutschsprachigen Ausgabe by Oesch Verlag AG, Zürich

Die Ratschläge in diesem Band wurden von Autorin und Verlag sorgfältig erwogen und geprüft; dennoch kann eine Garantie nicht übernommen werden.
Eine Haftung der Autorin bzw. des Verlags und seiner Beauftragten für Personen-, Sach- und Vermögensschäden ist ausgeschlossen

Umschlagbild: © by B.S.I.P.-INCOLOR, Zürich
Druck und Bindung: Legoprint S.p.A., Lavis (TN)
Printed in Italy

ISBN 3-0350-5025-2
EAN 978-3-0350-5025-7

Gern senden wir Ihnen unser Verlagsverzeichnis:
Oesch Verlag, Jungholzstraße 28, 8050 Zürich
E-Mail: info@oeschverlag.ch
Telefax 0041/44 305 70 66 (CH: 044 305 70 66)

Unser Buchprogramm finden Sie im Internet unter:
www.joppverlag.ch
www.oeschverlag.ch

Inhalt

Einleitung

Inkontinenz ist nichts Neues. Bereits auf Papyrus-Rollen der Ägypter 1500 v. Chr. wird von dem Leiden berichtet, und auch die alten Griechen gingen mit verschiedenen Mitteln dagegen vor. Eine Arzneiverordnung aus dem Jahr 1550 v. Chr. empfiehlt eine Mixtur auf der Basis von Zypressenzapfen und Wacholderbeeren; Heilung versprach man sich aber auch von einem lauwarmen Aufguß weißer Chrysanthemen, einem aus verbranntem Hahnhoden gewonnenen Puder oder einem auf dem Bauch festgebundenen Frosch.

1556 widmete der Londoner Arzt Thomas Phaer in seinem Buch über Kinderkrankheiten dem Bettnässen ein Kapitel, und etwa zweihundert Jahre später stellte Dr. Thomas Leake ein Gerät vor, das den bedauernswerten Patienten wachhielt und so am Einnässen des Bettes während des Schlafes hinderte.

Dann wiederum gab es eine Zeit, in der es Glück bringen sollte, den eigenen Urin auf seine Zehen tröpfeln zu lassen. Medizinische Lösungen enthielten oft Urin und dienten zur Behandlung von Hühneraugen, Fußwarzen, wunden Stellen und Pickeln im Gesicht. Da frischer Urin leicht antiseptisch wirkt, war dies gar keine so schlechte Idee.

Erst Mitte des 19. Jahrhunderts wurde erkannt, daß flüssige und feste Nahrung bestimmte Auswirkungen auf die Blase hat und zum Beispiel auch Inkontinenz auslösen kann. Betroffenen wurde – genau wie heute – geraten, Tee und Kaffee zu meiden und auf Salz zu verzichten – weil letzteres durstig macht, wird mehr getrunken und in der Folge auch mehr Wasser gelassen. An Katharina von Alexandrien, die Heilige der Buchhändler, Philosophen und Inkontinenten, gerichtete Fürbitten sind das Mittel letzter Wahl.

Menschen, die unter Inkontinenz leiden, leben in der ständigen Furcht vor einer peinlichen Situation. Tritt eine solche dann tatsächlich ein, tun sie meist so, als sei ihnen das bisher noch nie passiert. Sie fühlen sich blamiert, hilflos und in ihrem Selbstwertgefühl erschüttert. (Übrigens handelt es sich dabei meist um Frauen, denn aufgrund des weiblichen Körperbaus sind Frauen weitaus häufiger davon betroffen als Männer.) Jede Reise und jeder Besuch wird von der Angst überschattet, keine Toilette in der Nähe zu finden oder sie nicht rechtzeitig zu erreichen. Betroffene vermeiden es, zu trinken, egal, ob es sich dabei um Tee, Kaffee, Saft oder Alkohol handelt – bis sie sich unangenehm ausgetrocknet fühlen. Geben sie ihren Gelüsten dann endlich nach und gönnen sich die langersehnte Tasse Tee, werden sie unruhig und glauben, alle fünf Minuten die Blase entleeren zu müssen, »um auf der sicheren Seite zu sein«. Es ist beschämend, sich ständig nach Toiletten zu erkundigen; noch beschämender wäre es jedoch, erklären zu müssen, warum dies für einen so wichtig ist.

Viel Zeit im Leben wird der Organisation rund um die bestimmten Örtlichkeiten gewidmet – zum Beispiel bei Aufenthalten im Hotel und, noch kniffliger, im Haus von Freunden. Im Mittelalter war dies alles kein Problem. Die meisten Menschen schliefen auf dem Boden auf einer leicht zu entsorgenden Strohunterlage, und die Straßen in den Städten waren übersät von Exkrementen menschlicher und tierischer Herkunft. Niemand schien sich über den herrschenden Gestank aufzuregen. Die Hygiene war auf dem niedrigsten Stand aller Zeiten, bis gegen Ende des 18. Jahrhunderts das Werk von Dr. Leake erschien.

In dieser Epoche begann eine Revolution: Toiletten, Abwasserrohre und Kanalisationssysteme wurden installiert – das Wasserklosett hielt seinen Einzug. Das war die praktische und durchaus wünschenswerte Seite der Geschichte. Auf der anderen Seite galt von nun an aber auch der von John Wesley gepredigte Satz: »Sauberkeit ist gleich Gottesfurcht.« Die von Prüderie und Schuldgefühlen geprägte Einstellung zeigt sich noch heute in der Heimlichkeit und Scham, mit der die Körperfunktionen unterhalb der Gürtellinie – Inkontinenz inbegriffen – behandelt werden.

Sigmund Freud hielt an der Wende zum 20. Jahrhundert fest, daß kleine Kinder nicht instinktiv Abscheu oder Schuldgefühle auf diesem Gebiet empfinden. Beides wird ihnen von Erwachsenen beigebracht. In

Europa und mehr noch in den Vereinigten Staaten floriert der Sauberkeitswahn nach wie vor, wobei man nur an all die aus dem Boden geschossenen Firmen denken muß, die Badezimmer verkaufen. Doch ein hochmodernes Badezimmer mit Jacuzzi und all dem Rest ist nichts, verglichen mit der Effizienz unseres persönlichen Wasserentsorgungssystems, das normalerweise sicher und ohne Leck funktioniert.

In unserer alternden Gesellschaft leiden jedoch mehr und mehr Menschen unter Harn- und Stuhlinkontinenz. In Deutschland sind schätzungsweise 4–8 Millionen Menschen davon betroffen, in der Mehrzahl Frauen. Denn Frauen bekommen Kinder – ihre Körper sind vornehmlich auf die Erfüllung dieser Aufgabe ausgerichtet. Eine von drei Frauen hat mindestens einmal im Monat einen unwillkürlichen Urinverlust. 40 % der über 65jährigen müssen ständig Vorkehrungen dagegen treffen. Sie benötigen Vorlagen, Stuhl- und Matratzenschoner, und sie gehen häufig auf die Toilette. 60 % der Senioren, die in Alten- oder Pflegeheimen leben, sind dort wegen ihrer Inkontinenz und nicht ihrer anderen Gebrechen. Es ist oft der Tropfen, der das Faß zum Überlaufen bringt – das Leiden, das viele wohlmeinende Angehörige nicht akzeptieren können.

Ganz selbstverständlich und ohne Scheu wird über Leiden wie Arthritis oder Leistenbruch geredet, doch über der Inkontinenz, einem Zustand, der so viel Kummer bereitet, liegt der Mantel des Schweigens. Sie wird vor Freunden und Verwandten – ja selbst vor dem Arzt – verheimlicht. Dies bedeutet, daß die Betroffenen weder Mitgefühl noch Hilfe erhalten. Fragt man einen alten Menschen, was gegen das Problem getan werden kann, hört man so gut wie immer, daß es sich hierbei um den Preis der Mutterschaft handelt und einfach akzeptiert werden muß. Das sind zwei Mythen in einem Satz. Erstens gibt es viel, was gegen »Blasenschwäche« getan werden kann und sollte, und zweitens braucht sie, auch wenn die Geburt von Kindern eine temporäre Inkontinenz zur Folge hat, kein lebenslängliches Verdikt zu sein. Normalerweise bessert sie sich sowieso einige Wochen nach der Geburt von selbst. Falls nötig, kann sie aber auch behandelt werden, sogar mittels eines chirurgischen Eingriffs. Auf jeden Fall sollten alle Frauen nach einer Geburt unbedingt zielgerichtete Übungen durchführen.

Normalerweise entwickelt sich Inkontinenz erst allmählich zu einem Problem, doch bereits ein kleiner Harnverlust ist sofort sichtbar und beunruhigend. Neben älteren Menschen sind besonders Mädchen und Frauen betroffen, die Sportarten betreiben wie Laufen (Joggen), Tennisspielen, Golfen, Power-Walking und Aerobic. Ein Harnverlust kann durch jede starke oder plötzliche Muskelbewegung hervorgerufen werden, einschließlich eines willkürlichen Zusammenziehens der Bauchmuskulatur beim Husten oder Niesen. Auch Angstgefühle können durch Muskelanspannungen zu Harnverlust führen.

Da die meisten Frauen ab und zu etwas Harn verlieren, ist es wichtig zu wissen, was als normal betrachtet werden kann und was der Behandlung bedarf. Normal ist:

- Vier- bis sechsmaliges Wasserlassen am Tag
- Einmal Wasser lassen während der Nacht
- Tagsüber trockene Slips
- Die Fähigkeit, den Urin 3 bis 5 Stunden zu »halten«
- Wasserlassen ohne Schmerz oder Anstrengung
- Ein starker, kontinuierlicher Strahl, kein zögerliches Tröpfeln
- Die Fähigkeit, in der Mitte des Harnstrahls innezuhalten und wieder fortzufahren

Wenn Sie bei jeder Position ein Häkchen machen konnten, brauchen Sie sich keine Sorgen zu machen. Um diesen Zustand mit zunehmendem Alter beizubehalten, sollten Sie auf einen gesunden Lebensstil achten und im Hinblick auf Niere und Blase viel Wasser trinken. Dies gilt besonders während der Pubertät, der Schwangerschaft und der auf die Geburt folgenden sechs Wochen sowie während der Menopause und den Jahren hohen Alters. Aller Wahrscheinlichkeit nach wird Ihnen dann Ihr Harnsystem ohne ernsthaftere Probleme ein Leben lang gute Dienste leisten. Wenn Sie hingegen festgestellt haben, daß etwas nicht in Ordnung ist, sollten Sie Maßnahmen ergreifen. Dieses Buch zeigt Ihnen, was Sie tun können. Es ist von jemandem geschrieben, der eigene Erfahrungen weitergibt.

1 Das Harnsystem – woraus es besteht und wie es funktioniert

Die Anatomie des Beckenbereichs

Das Organ, das uns am meisten interessiert, ist die Harnblase. Sie ist ein kräftiges, dehnbares Hohlorgan, das in leerem Zustand praktisch flach ist und sich mit dem Einlaufen des Urins rundet. Die Blase hat eine stabile Außenhaut; innen ist sie mit einer zarten Schleimhaut, der Mundhöhle ähnlich, ausgekleidet. Zwischen diesen beiden Schichten befindet sich der Blasenmuskel *(Detrusor)*. Seine Fasern sind so ausgerichtet, daß sie sich auf einen Befehl des Gehirns gleichzeitig zusammenziehen, um den in der Blase befindlichen Urin auszuscheiden.

Die Blase liegt im kleinen Becken. Das Becken besteht aus dem Kreuzbein und den beiden Hüftbeinen, die zusammen den Beckenring

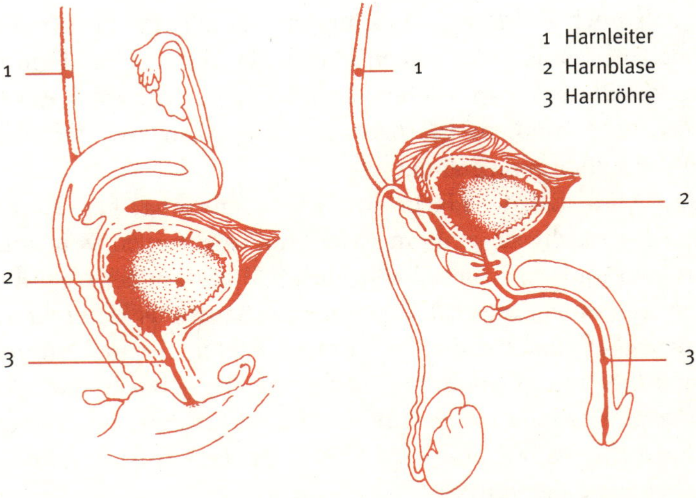

Die Harnblase mit Harnleiter und -röhre bei der Frau (links) und beim Mann

bilden. Das knöcherne Becken wird durch eine Grenzlinie *(Linea terminalis)* in das oberhalb dieser Linie gelegene große Becken und das unterhalb gelegene kleine Becken geteilt. Das kleine Becken wird von einem Boden aus Fasern und Muskeln abgeschlossen, der die Unterleibsorgane stützt und zum Teil umschließt. Diese Organe dienen sowohl der Reproduktion als auch der Ausscheidung, die in flüssiger Form als Urin und in fester Form als Stuhlgang erfolgt. Die Anordnung ist etwas unterschiedlich bei den beiden Geschlechtern.

Die Blase befindet sich vorn in der Mitte des kleinen Beckens, direkt hinter der Schambeinfuge, der Stelle, wo die beiden Schambeine aufeinandertreffen. Sie fühlen Ihre Blase nur, wenn sie gefüllt ist und über den Rand der Schambeinfuge vordringt. Drücken Sie dann auf die Blase, entsteht der Drang, Wasser zu lassen. Die anderen im kleinen Becken liegenden Organe sind der untere Teil des Dickdarms, der in den Mastdarm übergeht und dann über den kurzen Analkanal in den Anus oder Ausgang mündet.

Bei Männern befinden sich die Sexualorgane außen, sichtbar, während bei Frauen das Becken ein sicherer Hafen für so wichtige Geschlechtsorgane wie Vagina, Gebärmutter, Eierstöcke und Eileiter ist. Es ist breiter und geräumiger als das des Mannes, damit diese Organe und auch noch ein Fötus Platz finden. Durch das Becken verlaufen verschiedene Kanäle: die beiden Harnleiter, die frischen Urin von den Nieren zur Blase transportieren, die Eileiter, in denen sich Ei und Sperma vereinigen, und die Harnröhre, in der Urin von der Blase nach außen zur Entsorgung gelangt.

Beim Mann ist die Harnröhre 18–20 cm lang, bei der Frau nur 4 cm. Dies macht sie empfänglicher für Infektionen von außen und Irritationen durch Schaumbäder oder Talkumpuder. Sie hat einen inneren und einen äußeren Verschlußmechanismus *(Sphinkter)*. Diese beiden Schließmuskeln dienen als Torwächter. Sie funktionieren wie Ziehschnüre, die einen unkontrollierten Harnabgang aus der Blase verhindern. Der innere oder intrinsische Schließmuskel befindet sich in der Harnröhrenwand und liegt direkt vor dem äußeren, am Ausgang befindlichen Schließmuskel.

Die Membran, die den Schließmuskel überzieht – das *Trigonum vesicae* –, ist der empfindlichste Teil der Blase. Alles, was die Blase irritiert, wird dort am intensivsten gespürt. Dort ist der Auslösepunkt oder Trigger, der den Urin fließen läßt – willentlich oder auch nicht.

Der Beckenboden besteht aus einer dünnen Schicht schnell reagierender Muskeln und Fasern. Er hilft nicht nur, die Beckenorgane an ihrem Platz zu halten, sondern unterstützt auch die Funktion der Schließmuskel, besonders in Notsituationen. Seine Struktur ist jedoch durch die durchlaufenden Kanäle und Venen geschwächt und kann während der Geburt überdehnt und beschädigt werden. Dies ist einer der Gründe für Streß- oder Belastungsinkontinenz bei Frauen.

Die Harnentleerung (Miktion)

Miktion und Urinieren sind die beiden lateinischen Begriffe für Harnentleerung. Obwohl es sich hierbei um etwas Banales und Alltägliches handelt, ist es doch ein komplexer Vorgang, der eine präzise Koordination zwischen verschiedenen Nervenbahnen, dem Rückenmark und dem Gehirn erfordert und dank verschiedenen Reflexen funktioniert (Reflexe sind automatische Reaktionen auf bestimmte Auslöser, wie das willkürliche Zucken des Beines, wenn der Arzt der unteren Kniescheibe einen kleinen Schlag versetzt; der Miktion-Reflex ist jedoch komplizierter als dieses Beispiel).

Wenn die Blase 175–250 ml Urin enthält und dadurch leicht gedehnt wird, macht sie sich schwach bemerkbar: Eine Reaktion der in der Blase befindlichen Nervenenden wird in Gang gesetzt – eine sogenannte Vorausinformation. Unternimmt man nichts, verschwindet das Gefühl langsam wieder, um sich dann stärker zu melden, wenn das Urinvolumen 350 ml übersteigt. Nähert sich das Volumen 500 ml, wird das Gefühl dringend. Die absolute Grenze liegt irgendwo zwischen 500 und 800 ml, wobei das Fassungsvermögen ab dem 40. Lebensjahr abnimmt. Die Schwerkraft erhöht den Druck auf den Blasengrund und drängt die Nerven der Blasenwand zusätzlich, eine Botschaft an das Gehirn zu senden: Bitte eine Toilette aufsuchen, und zwar rasch.

Sie können mit Ihrem Willen den Reflex, die Blase zu entleeren, unterdrücken, das haben Sie als Kleinkind gelernt. Sie haben weiterhin gelernt, die Harnentleerung einzuleiten, und können bestimmen, wann Sie es tun wollen. Zudem können Sie mitten im Strahl aufhören und wieder neu beginnen.

Die Blase wird ständig von der Niere über die Harnleiter mit Urin gefüllt. Die Muskelringe, die Ihre Blase abschließen, bleiben fest geschlossen, bis Sie Zeit und Ort für passend erachten, den angesammelten Urin zu entleeren. Die Schließmuskel (Sphinkter) und die Beckenbodenmuskulatur entspannen sich dann, und ein anderer Reflex kommt ins Spiel. Dieser befiehlt den Muskeln der Blasenwand (Detrusor), sich zusammenzuziehen und die Blase zu entleeren.

Detrusor, Sphinkter und Beckenboden können willentlich kontrolliert werden, wobei die Muskeln des Beckenbodens schwächer sind als die anderen und den Nachteil haben, bei ihrer Arbeit nicht unterstützt und bei einer schweren Geburt zusammen mit den benachbarten Bändern stark beansprucht zu werden.

Der automatische Notmechanismus

Haben Sie schon einmal jemanden sagen hören: »Ich habe mir fast in die Hose gemacht vor Lachen!«? Passiert dies tatsächlich, ist es nicht lustig. Wenn Sie unverhofft husten, niesen, lachen oder etwas Schweres hochheben müssen, entsteht ein plötzlicher Druck im Unterleib, der auch die Blase erfaßt. Er kann Ihre normalen Schutzvorkehrungen gegen Urinverlust überrumpeln; zum Glück kommt dann meistens noch rechtzeitig der automatische Notmechanismus in Gang: Durch das ständige Überwachen Ihres Körpers »weiß« das autonome, unbewußte Nervensystem für den Bruchteil einer Sekunde im voraus, daß Sie im Begriff sind, zu niesen oder zu husten. Umgehend gebietet die Reflexbotschaft den Nerven, das Zusammenziehen des Blasenmuskels vorzeitig abzubrechen. Die Blase entspannt sich, und die schnell reagierenden Beckenbodenmuskeln, gefolgt von den Sphinktern, verschließen den Ausgang. Der Tag ist gerettet!

Der Beckenboden

Die Beckenbodenmuskeln sind vielseitig und ständig im Einsatz. Der wichtigste von ihnen ist der *Pubococcygeus*. Er reicht von den Schambeinen vorne bis zum *Coccygis* (Steißbein), dem rudimentären »Schwanz« am Ende der Wirbelsäule. Die Hauptaufgabe der Beckenbodenmuskeln besteht darin, die Bauchorgane zu stützen und den Schließmuskeln zu helfen, ungewollte Harnentleerungen zu verhindern. Obwohl diese Muskeln der willentlichen Kontrolle unterliegen, können nur wenige Menschen diese auch ausüben. Auch das Urinieren selbst ist nicht so gut unter Kontrolle, wie es sein könnte, besonders bei Frauen. Mütter bringen manchmal ihren Kindern in der besten Absicht falsche Muster bei, indem sie sagen: »Geh, wenn es gerade günstig ist, auch wenn du nicht mußt.«

Mädchen sollten lernen, ein Gefühl für das Zusammenziehen und Entspannen der Beckenbodenmuskulatur zu entwickeln, um so eine gewisse Kontrolle über sie zu gewinnen. Die Spannung in diesen Muskeln ist sowohl für die sexuelle Erregung und den Orgasmus verantwortlich als auch für die Stimulierung der Gleitflüssigkeit. In manchen weniger entwickelten Ländern lernen die Mädchen in der Pubertät vor ihrer Verheiratung und dem beginnenden Sexualverkehr Übungen für den Beckenboden. Dasselbe gilt für die Frauen in den Wochen nach einer Geburt. Die in Asien und Afrika so natürliche Hockstellung trainiert und stärkt den Beckenboden, weshalb Frauen in diesen Ländern seltener unter Inkontinenz leiden.

Ist die Beckenbodenmuskulatur aus irgendeinem Grund schwach, wird beim Geschlechtsverkehr der Höhepunkt nicht erreicht, und während der Geburt gelingt es der Mutter nicht, richtig mitzuarbeiten. Eine spätere Inkontinenz sowie eine Senkung (siehe Kapitel 6) können die Folge sein.

Es ist eigentlich erstaunlich, daß bei einem so fein ausgewogenen Prozeß wie der Harnentleerung nicht öfter Probleme auftreten. Wenn es aber tatsächlich zu einem ungewollten Harnverlust kommt, ist die Sorge groß, und, was die Sache noch schlimmer macht, die anderen haben kein Verständnis dafür. Weil es meistens ältere Menschen betrifft, wird ein Problem beim Wasserlassen oft mit Senilität oder einem Nachlassen der Gehirnleistung in Verbindung gebracht. Dies ist falsch und ärgerlich. Inkontinenz kann bei Männern, Frauen und Kindern aller Altersstufen vorkommen, wobei manche anfälliger dafür sind als andere. Unter Inkontinenz leiden in der Rangfolge der Häufigkeit:

1. Frauen ab 45, besonders wenn sie mehrere Kinder geboren haben.
2. Männer ab 60–70. Ihre Probleme hängen mit der Vergrößerung der am unteren Ende der Blase gelegenen Prostatadrüse zusammen, wodurch der Harnfluß erschwert wird. Dies ist ein altersbedingter Zustand.
3. Kinder, die spät trocken werden oder wieder in ihr Kleinkindverhalten zurückfallen – meist aufgrund eines emotionalen Traumas. Oft sind eine Scheidung der Eltern oder Schikanen in der Schule der Grund.
4. Heranwachsende, bei denen ein hormoneller Aufruhr (bei Mädchen kommt noch der Beginn der Monatsblutung hinzu) eine allgemeine Reizbarkeit der Unterleibsorgane mit sich bringt.
5. Ältere Männer und Frauen, deren Muskeln, einschließlich der Blase, der Sphinkter und des Beckenbodens, schwächer werden. Die Kontrolle der Blase läßt dadurch nach.
6. Gebrechliche alte Menschen. Sie können die Nervenkontrolle über die Harnentleerung verlieren; Botschaften werden nicht mehr übermittelt. Die Folge ist ein ständiges Harntropfen oder der Verlust größerer Harnmengen ohne Vorwarnung.

2 Die verschiedenen Formen von Inkontinenz

Das Hauptproblem beim Harntrakt ist eine »Schwachstelle im System« – der unkontrollierte Verlust von Urin. Dabei gibt es verschiedene Arten von Harninkontinenz. Am häufigsten ist die **Belastungs-** bzw. **Streßinkontinenz.** 50 % der Betroffenen fallen unter diese Rubrik. Schuld daran ist eine Schwäche der Schließmuskel, dieser muskulösen Torwächter am Ausgang der Blase, und ihrer kleinen Helfer, der Muskeln des Beckenbodens.

Eine weitere Form ist die **Drang-** oder **Urge-Inkontinenz,** bei der ein plötzlich einsetzender und nicht zu beherrschender Harndrang besteht. Der Grund hierfür ist eine Blaseninstabilität. Unter diese Rubrik fallen 15 % der Leidenden. Der Rest setzt sich aus einer Kombination dieser beiden Beschwerdeformen zusammen sowie einiger weiterer, wie Blockierungen oder Nervenschäden.

Belastungs- bzw. Streßinkontinenz

Fast alle Frauen sind irgendwann in ihrem Leben davon betroffen; die genaue Zahl ist nicht bekannt, weil so viele im Geheimen leiden. Bei Männern ist eine Belastungsinkontinenz aufgrund ihrer günstigeren Anatomie dagegen selten. Belastungsinkontinenz kann Menschen jeglichen Alters, auch Kinder, treffen, doch wie bei allen Problemen mit dem Harntrakt wächst die Anfälligkeit nach dem 40. Lebensjahr.

Immer wenn ein Druck im Unterleib entsteht, beeinflußt dies automatisch die Blase. Durch einen plötzlichen und massiven Druck kann der »Anti-Harnverlust-Mechanismus« überrumpelt werden. Gewöhnlich ist der Urinverlust klein, er kann aber auch schwallartig sein. Jeder aktive Sport, das Heben von schweren Lasten, ja sogar das einfache Berühren der Zehen erhöht den Druck, während triviale Dinge, wie Husten, Niesen oder Lachen, eine kurze, aber starke Auswirkung haben.

Die Wurzel des Problems ist Muskelschwäche. Sie kann von einer Überdehnung der Muskelfasern durch eine lange und schwierige Geburt oder eine Geburt von Zwillingen herrühren. Andererseits bringt der normale Alterungsprozeß von Mitte Vierzig an eine Schwächung aller Muskeln mit sich, einschließlich der Schließmuskeln. Wenn die Kapazität der Blase im Laufe der Jahre geringer wird, erhöht sich bei gleichbleibendem Urinvolumen der Druck in der Blase. Mit dem Näherrücken der Menopause nimmt zudem der unterstützende Einfluß der Sexualhormone auf das Gewebe ab.

Ein weiteres Anzeichen für Belastungsinkontinenz ist neben dem unkontrollierten Harnverlust ein schwacher Strahl, der in ein Tröpfeln übergeht. Bei Männern kann eine Verletzung der Harnröhre, insbesondere des Schließmuskels, der Grund dafür sein. Dies geschieht manchmal im Verlauf einer Transurethralen Resektion der Prostata (TUR-P), einer Operation, bei der die Prostata mittels einer durch die Harnröhre eingeführten elektrischen Schlinge entfernt wird.

Patricia

Patricia war seit langem nikotinsüchtig. Als sie zusätzlich zu ihrem Raucherhusten eine Bronchitis entwickelte, litt sie unter starken Hustenkrämpfen. Dabei liefen ihr Tränen aus den Augen – und Urin aus der Blase. Die vereinigten Bemühungen der Schließ- und der Beckenbodenmuskeln hielten dem Druck nicht mehr stand. Die Situation machte Patricia das Leben schwer. Sie war so unglücklich, daß sie endlich genügend Motivation aufbrachte, mit dem Rauchen aufzuhören. Dies war der erste große Schritt auf dem Weg zurück zur Kontrolle ihrer Blase. Sie macht nun Übungen, die die Muskeln des Beckenbodens stärken.

Drang- oder Urge-Inkontinenz

Bei der Dranginkontinenz besteht ein solch starker Impuls, Wasser zu lassen, daß man glaubt, ihm vor Erreichen der Toilette nachgeben zu müssen. Manchmal gelingt es, für kurze Zeit die Kontrolle wieder zu erreichen und sich mit gekreuzten Beinen zur Toilette durchzukämpfen, manchmal gelingt dies aber auch nicht. Drang- und Belastungsinkontinenz können – und tun es auch oft – kombiniert auftreten und werden manchmal noch durch häufiges Bedürfnis, Wasser zu lassen (verstärkte Häufigkeit), erschwert. Sie haben jedoch verschiedene Ursachen und benötigen deshalb auch eine unterschiedliche Behandlung. Während schwache Schließmuskeln der Grund für Belastungsinkontinenz sind, beruht Dranginkontinenz auf einer sich willkürlich oder zur falschen Zeit zusammenziehenden Blasenmuskulatur.

Rosemarie

Die 65jährige Rosemarie besaß einen großformatigen Plan ihrer Heimatstadt, auf der alle öffentlichen und sonstigen benutzbaren Toiletten eingezeichnet waren. Sie verließ das Haus nie ohne diesen Plan, weil sie häufig und dann immer dringend die Toilette aufsuchen mußte. Kaum hatte sie ihre Blase auf dem einen stillen Örtchen erleichtert, machte sie sich schon auf die Suche nach dem nächsten. Es war ihr auch unmöglich, eine Theater- oder Kinovorstellung ohne Toilettengang durchzustehen. Ihre Freundinnen neckten sie damit, aber ihr Mann empfand es als lästig. Schließlich rang sie sich dazu durch, einen Kurs zu belegen, in dem die Kontrolle der Blase trainiert wurde. Nach zwei Monaten stellte sich eine Besserung des Leidens ein.

Bei Dranginkontinenz unterscheidet man zwischen sensorischer und motorischer Inkontinenz.

Sensorische Dranginkontinenz

Die sensorische Dranginkontinenz beruht auf Empfindungen. Sie stellt sich ein, wenn die Blase entzündet oder irritiert ist, zum Beispiel durch eine Infektion, einen Stein oder einen Tumor. Gewöhnlich kann die Empfindung kontrolliert und eine unerwünschte Harnentleerung vermieden werden. Eine spezielle Form ist die bei Mädchen in der Pubertät vorkommende sogenannte Kicher-Miktion oder *Enuresis risoria*. Auch andere intensive Gefühlszustände können die Ursache sein.

Motorische Dranginkontinenz

Im Gegensatz zum sensorischen führt der motorische Drang fast immer zu Inkontinenz. Der Grund ist eine Blaseninstabilität mit unvorhersehbaren Kontraktionen des für die Blasenentleerung verantwortlichen Hauptmuskels. Der Muskel zieht sich zusammen, obwohl die Blase noch halb leer ist. Es kommt zu einer Störung des Zusammenwirkens mit den Schließmuskeln, auch Dyssynergie genannt. Wie bei den meisten Formen der Inkontinenz leiden Frauen häufiger darunter als Männer. Oft ist schon der einfache Akt des Aufstehens, bei dem die Schwerkraft ins Spiel kommt, der Auslöser für einen unfreiwilligen Harnabgang. Die Behandlung zielt auf eine Entspannung des Blasenmuskels ab, wobei Medikamente hilfreich sein können.

Dranginkontinenz bei Frauen ist gewöhnlich idiopathisch, was im Grunde heißt, daß die Ursache unbekannt ist. Auch bei Männern kann sie idiopathisch sein, tritt aber meist in Verbindung mit einer Behinderung der Harnentleerung durch eine vergrößerte Prostata auf.

Überlauf-Inkontinenz

Charakteristisch ist ein ständiges Harntröpfeln oder eine Serie kleinerer Harnverluste ohne jegliche Muskelanstrengung. Es gibt zwei

Grundformen, je nach Ursache: durch ein Hindernis erschwerter Harnfluß oder Verlust der Nervenkontrolle bei der Harnentleerung. Bei der ersten Form läuft der Harn an den Rändern des Hindernisses entlang. Dies ist ein ziemlich verbreitetes Problem bei Männern und auf eine vergrößerte Prostata zurückzuführen. Selten leiden auch schwangere Frauen darunter, wobei bei ihnen der Grund die vergrößerte Gebärmutter ist.

Bei einem Verlust der Nervenkontrolle, der zweiten Form, wird die Blase nicht mehr richtig entleert, sie ist also ständig teilweise gefüllt und läuft dann einfach über, wie jedes andere Gefäß. Die Gründe hierfür sind vielfältig; Schlaganfälle kommen ebenso in Frage wie multiple Sklerose, durch Diabetes ausgelöste krankhafte Veränderungen des Nervensystems oder Parkinson.

Bei beiden Formen sind die Betroffenen ständig naß. Menschen mit Nervenschäden leiden zudem wegen des nicht ablaufenden Urins häufig unter chronischen Infektionen.

Stephan

Stephan war 70, als er feststellte, daß seine Unterhose jeden Abend und immer häufiger auch tagsüber naß war. Seine Frau führte dies auf sein Alter und eine zunehmende Nachlässigkeit zurück. Er fühlte sich hilflos. Es beunruhigte ihn auch, daß er beim Wasserlassen einige frustrierende Momente warten mußte, bis ein schwacher Strahl herauströpfelte. Sein Arzt fand die Ursache des Problems schnell heraus – eine vergrößerte Prostata. Stephan wurde durch einen einfachen operativen Eingriff geheilt.

Ständige oder totale Inkontinenz

Manchmal entwickelt sich zwischen der Blase und der Vagina oder der Gebärmutter eine falsche Passage, auch Fistel genannt. Der Grund kann eine Strahlenbehandlung oder das unglückliche Ergebnis einer Operation sein, aber auch ein schwerwiegender Schaden am Rückenmark oder eine angeborene Abnormalität. Die Leidenden haben keine

Kontrolle über die Blase. Für Abhilfe kann nur eine Operation sorgen.

Reflex-Inkontinenz

Diese Form findet man bei doppelseitig Gelähmten, bei denen die Verbindungen zum Gehirn unterbrochen sind. Diese Menschen benötigen in der Regel einen Dauerkatheder.

Altersbedingte Inkontinenz

Sie ist weit verbreitet, da wir alle älter werden. Gewöhnlich macht sie sich so um das vierzigste Lebensjahr zum ersten Mal bemerkbar, und zwar in Form einer milden Tendenz zu einer »schwachen Blase«. In den Wechseljahren, wenn die Eierstöcke zunehmend ihre Funktion einstellen, wird es langsam unangenehmer. Bei Männern kann es in dieser Lebensphase zur sogenannten »Midlife crisis« kommen. Die langsame Steigerung des Problems setzt sich in den Sechzigern und dann weiter bis ins hohe Alter fort. Der Körper ist nicht mehr so belastbar. Die weniger stark geforderten Muskeln – auch diejenigen des Harnsystems – schrumpfen und verlieren ihre Kraft. Bei den Darmfunktionen macht es sich erstaunlicherweise weniger bemerkbar als bei den Harnfunktionen, doch beide Systeme werden mit der allgemeinen Schwächung der Muskeln im Unterleib weniger effektiv.

Anale und Doppelte Inkontinenz

Wenn die Nervenkontrolle nicht mehr funktioniert und der Darmschließmuskel analog zu den Blasenschließmuskeln locker und schwach geworden ist, können gebrechliche alte Menschen doppelt inkontinent werden, das heißt die Kontrolle über die Harn- und die Darmentleerung verlieren.

Pseudo-Inkontinenz

Diese Form der Inkontinenz ist im Gegensatz zu den vielen anderen Arten nicht auf einen Defekt im Harnsystem, sondern auf einen Grund außerhalb zurückzuführen. Meist liegen folgende Ursachen zugrunde:

- Hartnäckiger Husten, Asthma und Rauchen
- Eine Lungenentzündung
- Chronische Verstopfung, weswegen die Bauchmuskeln stark angespannt werden, um den Stuhlgang zu unterstützen
- Entzündungen, und zwar nicht nur der Blase, sondern auch des Dickdarms und anderer Unterleibsorgane, was die Blase reizt und zu häufiger Harnentleerung führt, wobei diese sehr schmerzhaft sein kann
- Entwässerungstabletten (Diuretika) gegen geschwollene Fußgelenke, hohen Blutdruck und Herzprobleme, die sich als zu wirkungsvoll erweisen und dadurch zu unerwünschtem Harnverlust führen können (Wird das harntreibende Mittel morgens eingenommen, wenn die Gelenke noch steif sind, erhöht sich das Risiko, die Toilette nicht rechtzeitig zu erreichen.)
- Antidepressiva, die manchmal eine harntreibende Wirkung haben
- Zu starke Schlaftabletten, die am Aufwachen hindern, wenn die Blase erleichtert werden sollte
- Koffein, besonders in gefiltertem Kaffee, aber auch in Schwarztee und Cola, wodurch die Blase gereizt und Drang und vermehrte Häufigkeit verursacht werden
- Medikamente der Alphablocker-Gruppe, die gegen hohen Blutdruck und Herzprobleme eingenommen werden und die Funktion der Beckenbodenmuskeln, der Blasenmuskeln und vor allen Dingen der Harnröhrenschließmuskeln stören
- Alkohol in größeren Mengen, da er die Blase entzündet, das Gehirn verwirrt, das Körperbewußtsein sowie die Muskelkoordination mindert, Wasser vom Gewebe zu den Nieren leitet und durstig macht
- Bandscheiben- und Wirbelsäulenprobleme, die eine Lähmung der Beckenbodenmuskeln bewirken können

- Arthrose, Parkinson oder einige sonstige Beeinträchtigungen, die das rechtzeitige Erreichen der Toilette verhindern
- Schwangerschaft, besonders von der zehnten bis zur zwölften Woche und im letzten Monat
- Erholungsphase nach einer Geburt oder einer Unterleibsoperation, wie der Entfernung der Eierstöcke
- Fortschreitende Gehirnkrankheiten wie Alzheimer oder Parkinson, bei denen allmählich die Kontrolle über Körper und Geist verlorengeht, oder Gehirnschäden durch Schlaganfall oder Tumore
- Verwirrung beim Aufwachen in der Nacht, besonders an einem fremden Ort, oder wenn eine Infektion des Atmungs- oder Harnsystems vorliegt

Was ist bei Problemen mit dem Wasserlassen zu tun?

An erster Stelle sollten ein ehrliches und offenes Gespräch mit Ihrem Arzt und Kooperationsbereitschaft stehen, um die Ursache herauszufinden. Verschaffen Sie sich so viel Information wie möglich, denn dies wird wahrscheinlich ein langwieriges oder immer wieder auftauchendes Problem sein. Es hilft, wenn man viel darüber weiß.

Übersicht über die verschiedenen Formen von Inkontinenz

Art der Inkontinenz	*Symptome*	*Volumen des Harnverlustes*
Belastungs-	Harnverlust bei erhöhtem Druck	klein
Drang-	Drang, vermehrte Häufigkeit	kann groß sein
Überlauf-	Verzögerung, schwacher Strahl, unvollständige Entleerung, Häufigkeit	klein
Ständige	unbewußter Harnverlust	unauffällig

Im folgenden wird thematisiert, wie Sie mit der Situation umgehen können. Wichtig ist vor allem eines: Welche Form der Inkontinenz Sie auch haben, folgen Sie den Ratschlägen bezüglich Anpassungen Ihres Lebensstils, und zeigen Sie Ausdauer bei den empfohlenen Übungen. Es wird Ihnen helfen.

3 Die mittleren Jahre bei der Frau

Die zwei Jahrzehnte vom 35. bis zum 55. Lebensjahr sind wie eine zweite Adoleszenz. Bei der ersten waren Sie ein sich entwickelnder Teenager, der eine Phase großer und aufregender Veränderungen durchlief. Schlummernde Hormone begannen ihre Wirkung zu entfalten. Sie wandelten sich vom Kind zum Erwachsenen, mit der Fähigkeit, Mutter oder Vater zu werden. Sie erreichten Ihre endgültige Körpergröße und Muskelstärke. In dieser Zeit setzt bei Mädchen die Menstruation ein; der Körper wird darauf vorbereitet, Kinder zu gebären und nach der Geburt für einige Zeit zu ernähren. So ab dem 15. Lebensjahr ist auch ein kleiner Ausrutscher bei der Harnkontrolle nichts Ungewöhnliches. Durch Rennen, Niesen, Husten oder Lachen kann es zu dieser Belastungsinkontinenz kommen.

Das Klimakterium oder die Perimenopause

Die zweite Adoleszenz, das Klimakterium bei den Frauen, ist ebenfalls eine Zeit des hormonellen Aufruhrs mit großen seelischen und körperlichen Veränderungen. Diese bereiten auf den nächsten wichtigen Lebensabschnitt vor – das reife oder vorgerückte Erwachsenenalter. Jetzt ist es wichtig, daß der Körper gut funktioniert, ohne zu sehr in Anspruch genommen zu werden, das heißt, auf Menstruation und Milchproduktion kann verzichtet werden.

Das Wort Klimakterium kommt von *Klimax*, dem griechischen Wort für Leiter oder stufenweise Progression, während die Bezeichnung Perimenopause aus dem Griechischen und Lateinischen stammt, wobei *Peri* »um ... herum« bedeutet: Eine Serie physiologischer Veränderungen über mehrere Jahre hinweg bereitet auf die eigentliche

Menopause vor, und auch nach deren Erreichen gehen die Anpassungen noch einige Jahre weiter. Der ganze Prozeß kann sich über zwanzig Jahre hinziehen oder in nur fünf Jahren beendet sein. Manche Frauen leiden ständig unter einer Anzahl von Symptomen, während andere diese Zeit fast ohne Beschwerden durchlaufen. Die meisten befinden sich irgendwo in der Mitte.

Weil Blase und Sexualorgane so eng beieinanderliegen, ist es nicht verwunderlich, daß während der Veränderungen durch das Klimakterium Probleme mit der Blase, speziell Inkontinenz, auftreten können. Besondere Risikofaktoren sind emotionaler Streß, vor allem, wenn Angstgefühle eine Rolle spielen, aber auch eine vorangegangene Hysterektomie (Entfernung der Gebärmutter). 50 % der Frauen haben noch mehrere Monate nach der Operation Blasenprobleme.

Die Menopause

Die Menopause ist, anders als das Klimakterium, ein einzelnes, diskretes Vorkommnis an einem bestimmten Tag – dem letzten Tag der allerletzten Periode. Das Datum kann erst im nachhinein festgelegt werden – nach einem Jahr ohne Blutungen. Weil wir heute länger leben, stellt sich die Menopause auch später ein. Das durchschnittliche Alter liegt gegenwärtig bei fünfzig Jahren und neun Monaten, verglichen mit genau fünfzig Jahren in der Mitte des 20. Jahrhunderts. Während die Menopause einst den Beginn des Alters einleitete, haben wir heute noch dreißig bis vierzig gute Lebensjahre vor uns. Dickens beschrieb Mitte des 19. Jahrhunderts einen 50jährigen als »alten Mann«. In dieser Zeit betrug die Lebenserwartung von Frauen wegen der Gefahren des Kindbetts gerade einmal fünfundvierzig Jahre. Heute können wir ein Alter von weit über Achtzig erwarten, so daß nach der Menopause noch eine lange Lebensstrecke vor uns liegt.

Die Menstruation oder Monatsblutung verläuft in einem von Hormonen gesteuerten Zyklus von Ovulation (Eisprung), Abstoßen der Gebärmutterschleimhaut (Blutung) und anschließendem Wiederaufbau. Ausgelöst wird all dies von der stecknadelkopfgroßen Eizelle und den Hormonen, die sie entstehen läßt. Wenn der monatliche Eisprung unregelmäßig wird und schließlich ganz ausfällt, setzen die zuerst unauffälligen Veränderungen des Klimakteriums ein, vom Dünnerwerden der Haare bis hin zu den auffälligeren und unangenehmeren »Wechseljahrsymptomen«. Grund ist ein Mangel an Östrogen, dem wichtigsten weiblichen Hormon, wobei die meisten Probleme durch einen schwankenden Hormonstatus verursacht werden, das heißt, der Körper hat einmal wenig und dann wieder viel Östrogen zur Verfügung. Andere Faktoren, die die Versorgung mit Östrogen beeinflussen:

- Stimmungen und Emotionen – gute, freudige Gefühle stimulieren die Produktion, während Streß und Traurigkeit sie vermindern.
- Zuviel oder zuwenig Schilddrüsenhormone – beides kann die Produktion von Östrogen stören.
- Diät – Menschen, die sich einer Schlankheitskur unterziehen, sowie Magersüchtige und sonst untergewichtige Personen neigen zu einem niedrigen Östrogenspiegel, während mollige Menschen gut mit Östrogen versorgt sind.

Die Hormone und ihre Wirkung

Östrogen

- Es stimuliert die sexuelle Entwicklung in der Pubertät.
- Es erhält die Struktur der Brüste, der Gebärmutter und der Vagina sowie der Harnröhre und des empfindsamen Trigonum am Blasengrund.
- Es stimuliert die Produktion der vaginalen Gleitflüssigkeit sowie des Kollagens, des Binde- und Stützgewebes der Haut. Letzteres wirkt der Faltenbildung entgegen.
- Es zögert das mit fortschreitendem Alter verstärkt auftretende Dünnerwerden und Austrocknen von Haut und Haar hinaus.
- Es hilft den Knochen, Kalzium aufzunehmen, und schützt so gegen Osteoporose.

- Es erhält die Beweglichkeit der Gelenke und verzögert die Entwicklung von Verschleißerscheinungen, der sogenannten Arthrose.
- Es regelt die Fettwerte im Blut. Dies kann das Verstopfen von Arterien und Herzinfarkte verhindern.
- Es erhält die Elastizität der Blutgefäße, so daß Gewebe und Gehirn ausreichend mit Sauerstoff versorgt werden können.
- Es erhöht die Anzahl der Proteine im Körper (zum Muskelaufbau werden jedoch männliche Hormone benötigt).
- Es hilft, die geistige und körperliche Frische und eine stabile Stimmungslage zu erhalten.

Alternative Quellen von Östrogen

Da Östrogen so wichtig ist, zieht der Körper bei einer Abnahme der Östrogenproduktion aus anderen Quellen, soviel er kann. Noch einige Jahre nach dem Ausbleiben der Monatsblutung produzieren die Eierstöcke ein wenig Östrogen. Zudem verwandelt sich eine geringe Menge Testosteron in Östrogen. Die Nebennierendrüsen sind nun die Hauptproduzenten des Hormons, und sie erhöhen die Produktion, wenn ein Mangel spürbar wird. Überschüssiges Körperfett produziert ebenfalls eine schwache Form von Östrogen, genannt Oestron. Dies ist der Grund, warum manche molligen Frauen ohne erkennbare Zeichen eines Östrogenmangels durch die Wechseljahre gehen. Sie werden mit einem jugendlichen Aussehen ihrer Haut belohnt.

Phyto-Östrogene sind eine weitere Gruppe schwach wirkender Östrogene. Sie werden aus Pflanzen gewonnen. Eine gute Quelle sind Soja, Tofu, Ginseng, Alfalfa, grünes und gelbes Gemüse, Rhabarber, Sellerie, Süßholzwurzeln, Mandeln, Mungobohnen und Anissamen.

Die anderen Sexualhormone

Progesteron wird wie Östrogen in den Eierstöcken produziert. Wenn der Eisprung seltener wird, verringert sich auch die Progesteronmenge. Obwohl das Hormon bei weitem nicht so wichtig wie das Östrogen ist, führt sein Mangel zu starken und unregelmäßigen Blutungen.

Das männliche Hormon Testosteron wird ebenfalls in kleinen Mengen in den Eierstöcken produziert. Nach der Menopause kann es vermehrt vorhanden sein und zu einer leichten Zunahme der Gesichtsbehaarung führen. Testosteron ist auch verantwortlich für die Libido, das Verlangen nach sexueller Betätigung.

Kurz- und mittelfristige Auswirkungen eines Östrogenmangels

Auf dem Weg zur Menopause und auch noch Monate oder Jahre danach zeigen sich die Auswirkungen des Östrogenmangels. So findet eine allgemeine Schrumpfung der Sexualorgane und der Organe des Harnapparates statt, die nah beieinanderliegen. Dieser Prozeß wird von folgenden Anzeichen begleitet:

- Die Durchblutung der Organe nimmt ab.
- Die Schleimhaut wird trocken.
- Das Kollagen-Stütz- und Bindegewebe nimmt ab, wodurch Haut und Membrane dünner, empfindsamer und faltenreicher werden.
- Die lokale Empfänglichkeit für Infektionen wächst.
- Die Schambehaarung wird spärlicher.
- Die Monatsblutungen setzen zu früh oder zu spät ein. Sie sind unregelmäßig und entweder sehr stark oder schwach. Der Trend geht zu größeren Abständen und einem geringeren Blutverlust.

Vasomotorische Symptome

Der verbreitetste Grund für Beschwerden in der Perimenopause sind vasomotorische Symptome, wobei sich *vaso* auf Blutgefäße und *motorisch* auf Bewegungen bezieht. Blutgefäße können sich ausdehnen oder zusammenziehen und so mehr oder weniger Blut durchfließen lassen. Am besten kann man dies an der Haut sehen, sie kann leichenblaß oder feuerrot sein. Vasomotorische Symptome sind:

- Hitzewallungen
- Nachtschweiß
- Herzrasen

Hitzewallungen

Hitzewallungen sind unangenehm und – weil sichtbar – manchmal auch peinlich. Sie treten wellenartig auf und dauern manchmal nur Sekunden, manchmal aber auch bis zu fünfzehn Minuten. Das erste Anzeichen ist ein Druck im Kopf, während sich die kleinen Blutgefäße erweitern, danach rötet sich die Haut ganz schnell und fühlt sich heiß an. Dieser Prozeß beginnt gewöhnlich im Nacken und breitet sich nach oben über das Gesicht bis zu den Haarwurzeln aus. Auch der Brustbereich und die Schultern, ja der ganze Körper können betroffen sein. Schwitzen, Herzklopfen und Panikgefühle runden manchmal das Beschwerdebild ab. Hitzewallungen können mehrmals am Tag auftreten. Bei einem Drittel der Frauen treten sie sporadisch über einen Zeitraum von fünf Jahren auf.

Alice

Alice war eine hellhäutige Blondine. Im Alter von 46 Jahren fing sie an, immer wieder feuerrot anzulaufen. Dasselbe war ihr als Teenager als Reaktion auf peinliche Situationen passiert. Jetzt waren die Hauptauslöser Kaffee, Tee, ein scharfes Currygericht, ein überheizter Raum oder sportliche Betätigung. Sie vermied all diese Dinge. Doch am wirksamsten bekämpft wurde diese unangenehme Erscheinung durch eine Hormon-Ersatz-Therapie, bei der dem Körper hauptsächlich Östrogen zugeführt wird.

Nächtliche Schweißausbrüche

Nächtliche Schweißausbrüche finden häufig in den frühen Morgenstunden statt. Die Betroffenen wachen schweißgebadet und mit heftig klopfendem Herzen auf. Ähnlich wie bei Hitzewallungen wird die Neigung zu nächtlichen Schweißausbrüchen zunächst stärker, um sich dann nach der eigentlichen Menopause allmählich zu verlieren.

Herzrasen

Herzrasen entsteht, wenn sich durch die Ausdehnung der Blutgefäße automatisch der Herzschlag erhöht. Die Betroffenen nehmen dies wahr und sind besorgt. Manchmal fühlen sie sich auch matt, schwach und wacklig auf den Beinen.

Weitere Östrogenmangel-Symptome

Andere der Perimenopause zugeschriebene Symptome sind Kopf-, Nacken- und Rückenschmerzen, schlechter Schlaf, Gewichtszunahme, schmerzende Brüste, Völlegefühl und grundlose Müdigkeit. Zusätzlich zu all diesen Beschwerden müssen manche Frauen noch die peinliche Entdeckung machen, gelegentlich einen nassen Slip zu haben oder ein seltsam warmes Rinnsal den Oberschenkel hinunterlaufen zu fühlen. Manchmal ist der Grund für diese Inkontinenz leicht erklärbar – so wenn die Toilette nicht rechtzeitig erreicht werden konnte, weil man möglicherweise wegen einer Knöchelverletzung gerade etwas gehbehindert ist. Doch im allgemeinen ist der Grund nicht so offensichtlich.

Das Harnsystem ist mit den Sexualorganen verbunden, so daß die Schleimhaut, die Blase und Harnröhre auskleidet, genauso wie die Schleimhaut der Vagina und des Uterus von einem Östrogenmangel in Mitleidenschaft gezogen wird.

Scheidenentzündung (Vaginitis)

Zu einer Entzündung der Scheide kann es kommen, wenn die Schleimhautauskleidung durch einen Mangel an Östrogen dünner, trockener und empfindlicher wird. Die Scheide fühlt sich möglicherweise allgemein wund an, und beim Geschlechtsverkehr entstehen Schmerzen *(Dyspareunie)*. Sie kann sogar ein wenig bluten.

Gleichzeitig wird durch einen Mangel an Östrogen die Auskleidung des Trigonum, des Torwächters der Blase, genauso wie die Auskleidung der Scheide, dünner und besonders empfindlich. Dies löst den Impuls, häufig Wasser lassen zu müssen, aus, wodurch es zu einer Dranginkontinenz kommen kann.

Erica

Erica hatte Glück. Nach drei Jahren Witwenschaft lernte sie mit 57 Jahren Harry kennen, der gerade 60 war. Er verliebte sich Hals über Kopf in ihr sonniges Wesen und ihre Ausstrahlung. Weil sie keinen Grund sahen, länger zu warten, heirateten sie nach drei Monaten.

Die Hochzeitsreise nach Venedig wurde zum Fiasko. Erica hatte seit sieben Jahren keinen Geschlechtsverkehr mehr gehabt, weil ihr verstorbener Ehemann wegen seiner langen Krankheit dazu nicht mehr in der Lage gewesen war. Sie hatte auch nie masturbiert, was ihrem Körper bei den sexuellen Reaktionen geholfen hätte. So kam es, daß das, was ein Vergnügen unter Erwachsenen hätte sein sollen, zu einer schmerzhaften Erfahrung wurde, die sie ohne eine Schmerzlinderung nicht wiederholen wollte. Eine erste Erleichterung brachte eine großzügig aufgetragene Gleitcreme, aber wirklich geholfen hat schließlich eine östrogenhaltige Salbe. Diese lokale Anwendung ersetzte das Östrogen, das sie selbst nicht mehr produzierte. Weil die Scheidenentzündung darauf die Umgebung nicht mehr so empfindsam machte, ließen auch ihre gelegentlichen unfreiwilligen Harnverluste nach.

Blasenentzündung (Zystitis)

Wenn die Schleimhautauskleidung der Blase dünner und verletzlicher wird, treten vermehrt Infektionen auf. Über 10 % der Frauen über 60 leiden häufig unter Blasenentzündungen; fast jede Frau macht mindestens einmal im Leben diese unangenehme Erfahrung (siehe Kapitel 11).

Langzeitauswirkungen eines Östrogenmangels

- Osteoporose – Frauen haben ein zehnmal höheres Risiko, daran zu erkranken, als Männer.
- Ablagerungen in den Arterien aufgrund eines gestörten Fettstoffwechsels führen zu hohem Blutdruck und erhöhen das Risiko, einen Schlaganfall oder Herzinfarkt zu erleiden.

- Ein Mangel an Kollagen läßt die Haut dünner werden und baut Membrane, Muskeln und Gelenkknorpel ab.
- Heilungsprozesse werden verlangsamt, zum Beispiel bei Unterschenkelgeschwüren.

Olivia

Olivia war 60, als am Gesundheitszentrum ihres Wohnortes kostenlose Knochendichtemessungen angeboten wurden. Bei diesem Verfahren wird mit Röntgenstrahlen die Stärke und Dichte der Knochen gemessen, um so herauszufinden, ob das Risiko besteht, an Osteoporose zu erkranken. Olivia war geschockt, als sie erfuhr, daß ihr Risiko hoch war, und das, obwohl sie seit Jahren regelmäßig Sport trieb und Kalzium sowie Vitamine einschließlich Vitamin D (Calciferol) einnahm. Zudem aß sie viel Käse, Sardinen und Joghurt, die allesamt Kalzium und Calciferol enthalten. Andererseits trank sie aber auch viel Tee, und das darin enthaltene Koffein verhinderte die Aufnahme des Kalziums. Außerdem nahm sie oft Mittel gegen Verdauungsstörungen auf Aluminiumbasis, die eine ähnliche Wirkung haben.

Auf den Rat ihres Arztes wechselte Olivia zu einem aluminiumfreien Verdauungsmedikament und achtete gewissenhaft darauf, weder Tee, Kaffee noch Schokoladengetränke zu sich zu nehmen. Ihre neuen Gewohnheiten belohnten sie mit einem Extra-Bonus: Sie wurde von Beschwerden befreit, die sie ihrem Arzt gegenüber nie erwähnt hatte: ihrem Drang, häufig und möglichst umgehend Wasser zu lassen. Ursache dafür waren die sieben oder acht Tassen starken, koffeinhaltigen Tees gewesen, den sie aus Gewohnheit jeden Tag getrunken hatte.

4 Die mittleren Jahre beim Mann

Obwohl Frauen viel häufiger unter urogenitalen Problemen leiden (Probleme, die die Harn- und Geschlechtsorgane betreffen), sind auch Männer nicht immun dagegen. Bei Frauen kommen die Probleme in den mittleren Jahren, besonders von fünfzig an aufwärts. Schuld daran ist die Ausrichtung ihrer Körper auf Schwangerschaft und Geburt sowie die nachlassende Östrogenproduktion, wenn die Eierstöcke allmählich ihre Funktion einstellen.

Die mittleren Jahre, wenn Männer glauben, beruflich, körperlich und sexuell auf dem Höhepunkt ihrer Fähigkeiten sein zu müssen, sind aber auch für sie eine vertrackte Zeit. Denn genau wie bei ihren Partnerinnen ist es das Alter, in dem die ersten Gesundheitsprobleme auftauchen. Keine schwerwiegenden, lebensbedrohlichen Dinge, aber unangenehme Schwierigkeiten beim Wasserlassen, eine beunruhigende Unzuverlässigkeit bei der Erektion und die ersten Anzeichen eines Bauches – alles Erscheinungen, die dem Selbstvertrauen der Männer nicht gerade förderlich sind.

Wenn viele Frauen Beschwerden mit den Wechseljahren haben, wenn ihre Zeit der Fruchtbarkeit zu Ende geht, können Männer zwar weiter Kinder zeugen, aber ihre sexuelle Leistungsfähigkeit nimmt ab. Medizinjournalisten und Ärzte, Herausgeber von Frauenzeitschriften und auch die Frauen selbst werden nicht müde, die Veränderungen, die die Menopause bei Frauen bewirkt, zu analysieren. Dies steht in starkem Kontrast zu dem Mangel an Literatur über den Mann von 50 Jahren aufwärts. Es ist höchste Zeit, über die körperlichen und seelischen Veränderungen zu sprechen, denen Männer dieses Alters ausgesetzt sind; Männer müssen wissen, was sie erwartet, und das gilt natürlich auch für jene, die ihnen zur Seite stehen, gewöhnlich ihre Ehefrauen.

Schuld an der *Andro-* oder *Viropause* (griechisch bzw. lateinisch) ist eine kleine Drüse, die in den ersten 50 Lebensjahren von den Männern kaum wahrgenommen wird, dann aber immer mehr ins Blickfeld rückt. Während bei Frauen Eierstöcke, Gebärmutter und Vagina altern, ist es bei Männern als Gegenstück die Prostata, die unwillkommene Probleme im mittleren und höheren Alter – Harninkontinenz eingeschlossen – schafft.

Eine Aufgabe der Prostata ist es, die Nährlösung zu produzieren, die die Spermien auf ihrer Marathonschwimmstrecke zur Eizelle benötigen. Über andere Funktionen herrscht noch Unsicherheit.

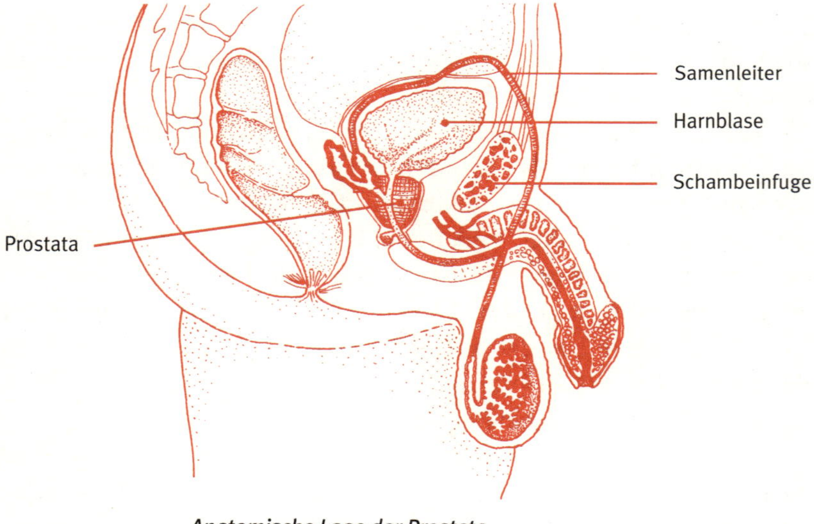

Anatomische Lage der Prostata

Jedes der folgenden Probleme kann mit Inkontinenz in Verbindung gebracht werden:

- gutartige Vergrößerung der Prostata
- Prostatitis – Entzündung der Prostata
- Prostadynie – eine Reihe von Symptomen in Zusammenhang mit der Prostata, ohne daß der Grund ersichtlich ist.
- Prostatakrebs

Gutartige Prostatavergrößerung (Benigne Prostatahyperplasie)

Eine gutartige Vergrößerung der Prostata findet man häufig beim Mann und einer anderen Kreatur, die als sein treuer Begleiter gilt, dem Hund. *Hyper* heißt höher, größer (als normal) und *plasie* Wachstum, während *benignum* gutartig bedeutet. Eine junge, gesunde Prostata hat ungefähr die Größe einer Walnuß, doch anders als das weibliche Sexual- und Harnsystem, das mit fortschreitendem Alter schrumpft, wird die Prostata größer und erreicht die Form einer Aprikose. Dieser Prozeß beginnt so um das 40. Lebensjahr. Mit Sechzig haben 50 % der Männer eine vergrößerte Prostata, mit Achtzig sogar bis zu 90 %.

Diese gutartige Vergrößerung wäre ohne Bedeutung, wenn die Drüse anders gelagert wäre. Doch sie schmiegt sich nahe dem Schließmuskel um die Harnröhre und engt diese ein, wenn sie größer wird, wodurch sich die Blasenentleerung erschwert. In der Folge dehnen sich in der übervollen Blase die Muskelfasern und die in der Blasenwand befindlichen Nervenenden. Der Druck auf die Blasenwand weckt das »Ich kann nicht mehr warten«-Syndrom – es kommt zur Dranginkontinenz.

Prostatismus

Prostatismus wird der Komplex von Symptomen genannt, der mit einer vergrößerten Prostata einhergeht. Im einzelnen sind dies:

- Mehr als einmaliges Wasserlassen während der Nacht
- Häufiges Aufsuchen der Toilette tagsüber
- Schwacher, dünner Strahl
- Unvollständige Entleerung
- Ein Gefühl der Eile, doch bei Ankunft auf der Toilette vergehen einige Momente des Wartens, bis der Harnstrahl einsetzt
- Gegen Ende Übergang des Strahls in ein Tröpfeln (Neben dem schwachen Strahl ist dies der Grund für die vertrauten tropfenförmigen Bodenflecken rund um die Männertoilette.)

Bei diesen Symptomen ist die Wahrscheinlichkeit 90 zu 1, daß der arme Kerl eine gutartig vergrößerte Prostata hat, doch es ist unbedingt nötig und vielleicht sogar lebensrettend, vom Arzt überprüfen zu lassen, ob diese Diagnose stimmt oder ob es sich um eine Harninfektion oder gar einen Prostatakrebs handelt. In manchen Fällen kann die Ursache auch außerhalb des Harnsystems liegen, wenn zum Beispiel Angstzustände einem Mann den Schlaf rauben. Wacht er nachts, aus welchem Grund auch immer, auf, hat er meist das Gefühl, auf die Toilette zu müssen – dies hat nichts mit gehäuftem Drang zu tun.

Gerald

Gerald, der auf die Sechzig zuging, ahnte nicht, daß seine Prostata vergrößert war, bis er sich nach einem guten, aber nicht übermäßig üppigen Abendessen, das von einigen Gläsern Wein begleitet war, nicht mehr erleichtern konnte, obwohl er den unbedingten Drang verspürte. Er geriet in Panik und wurde erst erlöst, als ein Arzt einen Katheter in seine Harnröhre einführte und dadurch einen Wasserfall auslöste. Gerald hatte unter einem akuten kompletten Harnverhalt gelitten. Nach dieser alarmierenden Erfahrung war er froh, das Organ loszuwerden, das ihm so übel mitgespielt hatte. Er folgte dem Rat seines Arztes, eine chirurgische Entfernung der Drüse (Prostatektomie) vornehmen zu lassen.

Behandlungsmöglichkeiten

Die Symptome, nicht die Größe der Prostata, bestimmen die Behandlung der Hyperplasie. Nur einer von vier Männern mit Prostatismus benötigt medizinische Hilfe. Milde Symptome verlangen manchmal nur nach einer Veränderung der Ernährungs- und Trinkgewohnheiten. Möglicherweise müssen bestimmte Nahrungsmittel, die eine Entzündung des Harnsystems fördern, weggelassen werden. Auch Alkohol steht weit oben auf der Liste der Reizstoffe.

Es gibt zudem verschiedene Naturheilmittel, die helfen können und unschädlich sind. Bei den Amerikanern ist ein Extrakt aus der Stechpalme beliebt, andere Mittel sind Extrakte aus dem Schachtelhalm, der Goldrute oder der Kuhschelle, die als Tee oder Tabletten verabreicht werden, oder Kürbiskerne. Empfohlen werden zudem Gaben von Vitamin D und E sowie eine faserhaltige Kost mit Folsäure und Beta-Karotinen, die in grünem und gelbem Gemüse enthalten sind.

Von den synthetischen Mitteln ist der Alpha-Blocker Finasterid (Handelsname zum Beispiel *Proscar*) eines der besten. Er wird in einer Dosis von täglich 5 mg verabreicht und muß mindestens sechs Monate eingenommen werden, damit seine Wirkung beurteilt werden kann. Bei einem Erfolg sollte die Einnahme unbegrenzt weitergehen. Es entspannt die Muskelfasern der Drüse und verbessert den durch das verkrampfte, verdickte Gewebe geschwächten Harnstrahl. Das Gefühl der ungenügenden Harnentleerung und der Drang, mehrmals nachts Wasser lassen zu müssen, lassen nach. Das Fortschreiten der Beschwerden verlangsamt sich, wodurch die Notwendigkeit einer Operation hinausgezögert oder ganz vermieden werden kann. Leider können Nebenwirkungen wie Impotenz, Müdigkeit und ein Verlust der Libido auftreten.

Die Standardoperation zur Entfernung der Prostata nennt sich *TUR-P* – Transurethrale Resektion der Prostata. Dabei werden, wie der Name verrät, die Instrumente durch die Harnröhre eingeführt. Es gibt auch schonendere Varianten. Anstelle einer Lanzette kann der Chirurg auch *Diathermie* (Verbrennen mit Hochfrequenzströmen), Laserstrahlen oder eine Art Mikrowelle einsetzen. *TUNA* steht für Transurethrale Nadel-Ablation – Entfernen der Prostata durch elektromagnetische Strahlung.

Entzündung der Prostata (Prostatitis)

Wenn vor dem 40. Lebensjahr Probleme mit der Prostata auftauchen, handelt es sich meist um eine Prostatitis.

Bei einer **akuten bakteriellen Prostatitis** gleichen die Symptome denen einer Blasenentzündung: brennender Schmerz beim Wasserlassen, häufiger Harndrang mit einem hohen Risiko zur Inkontinenz. Der

Schmerz wird mehr im unteren Rücken und nicht wie bei der Blasenentzündung im Bauch wahrgenommen. Fieber, erschwertes Wasserlassen und eine allgemeine starke Mattigkeit gehören zum Krankheitsbild. Antibiotika helfen, doch die Infektion ist oft hartnäckig, so daß mehrere Behandlungen nötig werden können.

Die **nicht bakterielle Prostatitis** ähnelt der bakteriellen, ist jedoch milder in der Form. Bakterien scheinen keine Rolle zu spielen. Vielleicht sind unentdeckte Organismen, eine psychische Veranlagung oder eine seltsame Laune der Natur dafür verantwortlich.

Prostadynie

Bei der Prostadynie zeigen sich dieselben Symptome wie bei der Prostatitis, obwohl bei einer Untersuchung des Harnsystems nichts gefunden wird und alle Testergebnisse normal sind. Es gibt keinen wesentlichen Unterschied zwischen einer nicht bakteriellen Prostatitis und Prostadynie. Die einzige Behandlung besteht darin, sich von den bei Harnbeschwerden üblichen Verdächtigen fernzuhalten – wie zum Beispiel von Koffein in allen Formen, Zuckerersatzstoffen, scharfem Essen und Alkohol. Manche raten auch, Salami, Chilis und Knoblauch zu meiden.

Prostatakrebs

Dieser weitverbreitete Krebs nimmt jährlich um 3 % zu und ist in der westlichen Welt die zweithäufigste Todesursache bei Männern. Die Krankheit nimmt keine Rücksicht auf Rang und Namen, das heißt, unter den Betroffenen sind Leute wie Ayatollah Khomeini, François Mitterand, General Schwarzkopf, Bob Dole und Roger Moore. Was bei Frauen der Brustkrebs, ist bei Männern der Prostatakrebs. Über Brustkrebs, an dem eine von zehn Frauen erkrankt, wird viel geredet und geschrieben. Prostatakrebs, der bei einem von elf Männern diagnostiziert wird, erfährt bei weitem nicht so viel Aufmerksamkeit.

Die Symptome bei Prostatakrebs können dieselben sein wie bei einer gutartigen Vergrößerung der Prostatadrüse. Sie stellen sich schleichend ein, manchmal gibt es jedoch beim Wasserlassen eine Warnung, und zwar wenn bei Beginn des Strahls Blut im Urin festzustellen ist. In anderen Fällen fehlen jegliche Anzeichen, bis Metastasen Knochenschmerzen verursachen oder die Blutarmut einer chronischen Krankheit auftritt. Die Risikofaktoren sind im allgemeinen bekannt. Einige sind unvermeidbar, wie zum Beispiel das Alter. Ab dem 75. Lebensjahr haben 9 % der Männer Prostatakrebs, und diese Rate nimmt mit jedem weiteren Lebensjahr zu. Wenn ein Verwandter ersten Grades (Vater, Bruder, Großvater) unter Prostatakrebs leidet oder litt, ist das Risiko zwei- bis dreimal höher; Afroamerikaner haben ein doppelt so hohes Risiko wie ihre weißhäutigen Landsleute.

Umwelt, Eßgewohnheiten und Lebensstil üben einen großen Einfluß aus. Unsere westliche Art zu leben erhöht das Risiko, und das gilt auch für Immigranten, beispielsweise aus China, genauso wie für Menschen, die seit Generationen zum westlichen Kulturkreis gehören. Dagegen haben Chinesen, die in China leben, eine der niedrigsten Erkrankungsraten. Die gefährlichen Aspekte eines Lebens in der ersten Welt in bezug auf Prostatakrebs sind nicht Rauchen, Alkohol oder Drogen, sondern unsere Ernährungsgewohnheiten. Wir sollten daher darauf achten, daß unser Speisezettel Antioxidantien (besonders als Lycopene in Wassermelonen, rosa Grapefruits und gekochten Tomaten), Betakarotine (in Karotten), Folsäure (in grünem Gemüse) und Ballaststoffe (aus Früchten und Gemüse) enthält. Auch die Einnahme von niedrig dosiertem Vitamin D hat eine positive Wirkung.

Um den Krebs bei den ersten verdächtigen Symptomen zu entdecken, ist eine ärztliche Untersuchung ein »Muß«. Dabei wird die Prostata vom Enddarm aus mit dem Finger abgetastet, was natürlich niemand gern hat. Eine neuentwickelte Blutuntersuchung könnte dies in Zukunft überflüssig machen.

Bestimmung des prostataspezifischen Antigens (PSA)

PSA (kurz für prostataspezifisches Antigen) wird in jeder Prostatazelle gebildet; ein hoher Spiegel von PSA im Blut weist auf eine bösartige Erkrankung hin. Der Normalwert beträgt 4 ng/ml oder weniger, erhöht sich jedoch mit dem Alter:

40–49 Jahre: 2,5 ng/ml
50–59 Jahre: 3,5 ng/ml
60–69 Jahre: 4,5 ng/ml
70–79 Jahre: 6.5 ng/ml

Bei Werten von 4 bis 10 ng/ml kann nicht zwischen Krebs und einer gutartigen Prostatavergrößerung unterschieden werden. Spiegel, die beträchtlich höher sind als normal, bedürfen einer weiteren Abklärung, zuerst durch Abtasten, dann mit Ultraschall und schließlich mittels Biopsie. Bei einer Biopsie wird der Prostata eine winzige Gewebeprobe entnommen, die unter dem Mikroskop zur weiteren Diagnosestellung untersucht wird.

Faktoren, die – neben dem Alter – die PSA-Ergebnisse beeinflussen können:

- Prostataentzündung
- Prostatakrebs
- Katheterisierung
- Biopsieverfahren
- Prostatektomie – chirurgische Entfernung der Drüse

Behandlung des Prostatakrebses

Noch vor einigen Jahren führte diese Krankheit rasch und sicher zum Tod. Dies hat sich gottlob grundlegend geändert. Wenn ältere Patienten wenig Symptome zeigen und der Tumor sich mehr oder weniger ruhig verhält, nehmen heutzutage manche Ärzte deshalb eine abwartende Haltung ein. Sie greifen nur ein, wenn sich Probleme ergeben. Für jüngere Männer unter 65 Jahren ist dagegen eine aktive Behandlung erforderlich, wobei sich als Verfahren Bestrahlung, Vereisung, ein chirurgischer Eingriff und bei fortgeschrittener Erkrankung eine Hormontherapie anbieten. Ein Impfstoff ist in der Entwicklung.

Jede Methode hat ihre Vor- und Nachteile. So ist die Hormontherapie weder schmerzhaft noch unangenehm, doch sie kann einen feminisierenden Effekt, einschließlich Impotenz und einer leichten Brustentwicklung, haben. Die am häufigsten angewandte Methode ist der chirurgische Eingriff. Bei ihm besteht das allerdings kleine Risiko, danach an einer der am meisten gefürchteten Komplikationen zu leiden – langanhaltender Impotenz und Inkontinenz. Ein neu auf den Markt gekommenes amerikanisches Instrument soll den Chirurgen warnen, wenn er Gefahr läuft, einen wichtigen Nerv zu beschädigen. Ist ein chirurgischer Eingriff nicht möglich oder mißglückt, wird meist auf eine Bestrahlung zurückgegriffen. Durch die Bestrahlung wird der Schmerz ausgeschaltet, doch der Patient hat nach jeder Behandlung ein oder zwei Tage mit Übelkeit und Erschöpfung zu kämpfen.

Harnverhalt

Akuter kompletter Harnverhalt

Beim akuten kompletten Harnverhalt ist die Blase zum Bersten voll, dem sichtlich Leidenden gelingt es jedoch nicht, den Schließmuskel zu entspannen, damit der Harn auf normalem Weg abgehen kann. Dies ist das Übel, das Gerald befallen hatte. Es bringt den Betroffenen aus heiterem Himmel in eine äußerst mißliche Lage, wenn es auch, im nachhinein betrachtet, wahrscheinlich Warnzeichen gegeben hatte, beispielsweise eine sporadisch auftretende Verzögerung beim Wasserlassen. Die wahrscheinlichste Ursache ist eine gutartige Prostatavergrößerung, doch folgende Möglichkeiten müssen auch in Betracht gezogen werden:

- Prostatakrebs
- Eine Verengung der Harnröhre wegen einer vernarbten Stelle, manchmal hervorgerufen durch eine mißglückte Katheterisierung
- Eine Infektion des Harntrakts, meist eine Harnröhrenentzündung, bei der die Harnröhre durch eine Schwellung blockiert wird (selten haben auch Frauen aus diesem Grund einen akuten kompletten Harnverhalt)
- Eine steinharte Verstopfung, bei der vom Mastdarm Druck ausgeübt wird
- Eine Reaktion auf einen vorangegangenen chirurgischen Eingriff im Bauchraum

Wie gesagt kündigt sich eine solche Situation in der Regel bereits längere Zeit vorher an, zum Beispiel durch einen schwachen, zögerlichen Harnstrahl, der am Ende in ein Tröpfeln übergeht, durch periodisch auftretende Beschwerden oder das sogenannte »Pis-en-deux«, was soviel heißt wie zweimaliges Wasserlassen: Die Blase fühlt sich nach der Harnentleerung nicht leer an, und es entsteht der Drang, es sofort noch einmal zu probieren. Es kann sich dabei aber auch um eine Überlauf-Inkontinenz handeln.

Bei der Behandlung eines akuten kompletten Harnverhalts – die rasch erfolgen muß – wird ein Katheter in die Harnröhre geschoben. Wenn dies aufgrund einer Verengung oder Vernarbung durch eine frühere Beschädigung der Harnröhre nicht möglich ist, muß der Katheter suprapubisch, das heißt durch die Bauchdecke, etwa zwei Fingerbreit über der Schambeinfuge eingeführt werden. Die Prostata wird später chirurgisch entfernt.

Chronischer Harnverhalt

Dies kommt relativ häufig vor. Die Blase ist immer mehr oder weniger gefüllt. Oft geht unkontrolliert Harn ab (Überlaufblase), und zwar ständig oder immer dann, wenn ein besonders starker Druck besteht.

Bei der rektalen Untersuchung ertastet der Arzt mit dem Finger über den Enddarm (die andere Hand liegt auf dem Bauch) die Größe der Prostata. Dabei fühlt er auch, ob sie eine glatte Oberfläche wie bei einer gutartigen Vergrößerung oder eine zerklüftete wie bei Krebs hat. Die Untersuchung gibt auch Auskunft über die Stärke des analen Schließmuskels – was für manche Formen der Inkontinenz von Bedeutung ist.

Chronischer Harnverhalt kann auch die Folge einer *Dyssynergie* des Blasenhalses sein, einer Beschwerde, die nur bei Männern jüngeren und mittleren Alters auftritt. Dabei ist die Koordination zwischen dem Schließmuskel der Harnröhre und den Blasenmuskeln gestört.

Eine Verengung der Harnröhre, ebenfalls eine mögliche Ursache für den kompletten Harnverhalt, kann zudem auf ein Unfalltrauma oder eine sexuell übertragene Funktionsstörung zurückgeführt werden, hat aber oft auch keinen erkennbaren Grund.

5 Weitere altersspezifische Formen von Inkontinenz

Kinder

Am Anfang unseres Lebens sind wir alle inkontinent. Wir können weder unsere Blase noch unseren Darm kontrollieren – und sind uns dessen glücklicherweise nicht bewußt. Die Nervenbahnen und -reflexe, aus denen das Kontrollsystem besteht, sind noch nicht ausgereift.

In der Natur wachsen und entwickeln sich Dinge, ob Blume, Vogel oder Baby, in der ihnen eigenen Geschwindigkeit. Wenn Ihnen irgendwann zu Ohren kommen sollte, daß das Baby von jemand anderem nach einigen Monaten bereits sauber war, bedeutet dies nicht, daß es sich hierbei um ein Wunderkind handelt oder daß seine Mutter ein phantastisches Sauberkeitstraining angewandt hat. Es bedeutet lediglich, daß dieser kleine Mensch jeden Tag praktisch zur selben Zeit Stuhlgang und eine Harnentleerung hatte und die wachsame Mutter es meist im Töpfchen auffangen konnte. Es ist bekannt, daß das Alter, in dem ein Kleinkind lernt, auf den Topf zu gehen, häufiger der Anlaß für Übertreibungen ist als jede andere Leistung.

Dabei macht es keinen Sinn und ist oft sogar kontraproduktiv, mit dem Sauberkeitstraining zu früh zu beginnen, das heißt, bevor dem Kind überhaupt bewußt ist, was sich da unten eigentlich abspielt. Üblicherweise zwischen dem 20. Monat und zwei Jahren, wenn das Kind Laufen oder eher breitbeinig Watscheln gelernt hat, begreift es, daß die Pfütze auf dem Boden von ihm stammt. Dies ist das Signal, daß sein Nervensystem nun so weit ist, die Kontrolle über Blase und Darm zu lernen. Es erfindet oder übernimmt Wörter für beide Funktionen. Diese gehören dann zur Familiensprache und bestehen meist aus einfachen, eingängigen Worten oder Silben wie zum Beispiel Pipi oder A-a.

Als Mutter oder Vater sollten sie während dieser aufregenden Entwicklung eine entspannte Haltung einnehmen und es bei liebevollen Ermunterungen belassen. Falls Großmütter, gewöhnlich eine verläßliche Stütze und Quelle der Weisheit und des Wissens, das Sauberkeitstraining zu ernst nehmen und Worte wie »gut« oder »böse« benutzen oder von Erfolg oder Mißerfolg sprechen, ist das beste, sie auf diesem Gebiet nicht einzubeziehen. Ein »Fehler«, den die kleinen Anfänger oft begehen, ist, eine saubere, trockene Windel sofort nach dem Anlegen naß zu machen. Dabei handelt es sich um keine Gedankenlosigkeit oder böse Absicht – es zeigt lediglich, daß das Kleinkind herausgefunden hat, wozu eine Windel da ist. Und von diesem Wissen Gebrauch zu machen, zeugt doch von Verstand!

Es gibt keine strengen Regeln, wann ein Kind »sauber« zu sein hat. Jedes entwickelt sich nach seinem eigenen Rhythmus. Dabei wird zuerst die Kontrolle über die Darmfunktion erlernt, meistens so um den zweiten Geburtstag herum. Zwischen zwei und zweieinhalb lernt das Kind, tagsüber trocken zu sein, und zwischen drei und dreieinhalb kommen meist noch die Nächte hinzu. Dies sind allerdings nur Durchschnittswerte. Manche erreichen diesen Zustand erst mit fünf, während 10 % der Kinder die Blase nicht vor dem siebten Lebensjahr kontrollieren können.

Gewöhnlich wächst das Kind zwischen dem dritten und dem vierten Lebensjahr sechs bis siebeneinhalb Zentimeter und lernt zu hüpfen, rennen, klettern und werfen. Mental lernt es, zu denken, zu argumentieren und seine Phantasie zu benutzen. Es ißt mit Löffel, Gabel und Messer und – als größte Erleichterung für die Umwelt – geht allein auf die Toilette. Im Alter von vier Jahren ist es ein Plappermäulchen und legt Wert darauf, alles »selber« zu machen. Seinen Popo abzuwischen muß zu Hause jedoch gelernt werden, das neue feuchte Toilettenpapier macht dies einfacher. Und die Kleidung ist zum Glück heute praktischer. Es gibt Gummizüge, und Oberteile müssen nicht mehr ordentlich in die Hosen gestopft werden.

Wenn möglich, sollte man es unterlassen, rund um das heikle Thema Blasen- und Darmentleerungen ein großes Theater zu machen. So wie es für einen Erwachsenen peinlich ist, bei Inkontinenz ertappt zu werden, erleiden in einem solchen Fall auch der Stolz und das Selbstvertrauen eines kleinen Menschen einen empfindlichen Dämpfer. Es ist wichtig, nicht auf dem Malheur herumzureiten, sondern schnell wieder zur Tagesordnung überzugehen.

Der Schuleintritt

Der Eintritt in die Schule ist für jedes Kind ein großes, aufregendes Ereignis. Nach dem ersten Schultag kommt die Tochter vielleicht mit einem unangenehm nassen Unterhöschen nach Hause. Mit solchen Unfällen muß man rechnen – übrigens auch bei kleinen Jungen. Manchmal sind die Schulanfänger zu schüchtern, die Hand zu heben, um zu fragen, ob sie auf die Toilette dürfen, manchmal haben sie aber auch Angst, eine fremde Toilette zu benutzen.

Jessica

Jessica hatte immer Angst, sich in einer fremden Toilette einzuschließen und die Türe von innen nicht öffnen zu können. Deshalb versuchte sie zu warten, bis sie nach Hause kam. Ihre Blase konnte dem zunehmenden Druck jedoch nicht standhalten, und sie machte sich naß. Alles, was sie brauchte, um des Problems Herr zu werden, war eine Stärkung ihres Selbstvertrauens – und zu lernen, wie man den Riegel an der Toilettentüre öffnet und schließt.

Bettnässen

Das griechische Wort *Enuresis* ist der Fachausdruck für Bettnässen bei Schulkindern oder älteren Menschen. Es wird auch oft als *Enuresis nocturna* oder *Nykturie* bezeichnet, weil es meist nachts während des Schlafes geschieht.

Manchmal beginnen Kinder, nach einer längeren Zeit der Trockenheit erneut das Bett zu nässen. Ein häufiger und offensichtlicher Grund ist eine Harninfektion, wie zum Beispiel eine Blasenentzündung. Der

Urin ist trüb und sticht oder brennt. Mit der Verabreichung eines Antibiotikums über mehrere Tage ist die Störung meist schnell behoben. Auch andere Krankheiten, insbesondere wenn sie mit Fieber einhergehen, können ein erneutes Bettnässen mit sich bringen. Doch in den meisten Fällen ist die Ursache seelischer Art, wobei Verunsicherung die Hauptrolle spielt.

Lucy

Lucy war verunsichert, weil sie von der kleinen, vertrauten Gemeinschaft des Kindergartens in eine große neue Schule gekommen war und ihre beste Freundin eine andere Schule besuchte.

Philip

Philip war traurig über die Trennung seiner Eltern und vermißte seinen Vater. Er weigerte sich, abends zu essen, und ließ sich kaum ins Bett bringen. Wenn er dann doch endlich eingeschlafen war, wachte er mitten in der Nacht auf – naß von all den Tränen und naß von Urin.

Janie

Janie fühlte sich durch die Ankunft des neuen Babys bedroht. Ihre Mutter widmete ihm viel Zeit, und sie befürchtete, in den Hintergrund gedrängt zu werden. Als Reaktion nahm sie wieder das Verhalten eines Kleinkindes an. Sie begann zu krabbeln, sich vollzukleckern, nach der Flasche zu fragen und nachts das Bett zu nässen.

Peter

Peter hatte seine Großmutter sehr geliebt. Als sie starb, fing er an, nachts wieder ins Bett zu machen, und aß, wie Janie, auf einmal die Dinge nicht mehr, die ihm sonst geschmeckt hatten. Omi hatte besondere Plätzchen für ihn gebacken und ihn auch sonst mit kleinen Dingen verwöhnt und – noch wichtiger – war ihm Halt und Stütze gewesen.

Bei einem Rückfall zum Bettnässen ist es tröstlich, daran zu denken, daß das Kind vorher trocken gewesen ist und es sich daher um kein körperliches Unvermögen handeln kann.

Bei der Heilung wichtig sind Liebe und grenzenlose Geduld, Optimismus, was die Dauer des Zustandes angeht, sowie eine generell gelassene und sachliche Einstellung. Ungeduld ist kontraproduktiv und verlängert den Prozeß – und Strafen sind bei Problemen mit der Blasen- und Darmkontrolle völlig fehl am Platz.

Es gibt auch einige wenige unglückliche Kinder, die nie aufgehört haben, ihr Bett zu nässen. Oftmals waren sie während des Zeitabschnitts, in dem Kinder normalerweise trocken werden, krank oder psychisch verstört. Am Ende kriegen auch diese Kinder fast immer »den Dreh raus«, wobei die einzige Behandlung des Problems darin besteht, ihnen einfach nur Zeit zu lassen. Es gibt einen zweiten Reifeschub auf urogenitalem, das heißt die Sexualität und das Harnsystem betreffendem Gebiet, so um das elfte Lebensjahr, zum Beginn der Pubertät. Vielleicht helfen auch Einlagen und Weckgeräte, die einen Summton abgeben, sobald es unten feucht wird. Mit der Zeit lernt dann der Körper, den Summton vorauszuahnen. Es ist so ähnlich wie bei Erwachsenen, die kurz vor dem Klingeln des Weckers aufwachen.

Bei manchen Kindern hilft es, Sterne auf ein Stück Papier zu kleben, um so die trockenen Nächte zu kennzeichnen, andere wiederum ziehen es vor, Punkte zu sammeln, die bei einer bestimmten Anzahl zu einer größeren Belohnung führen. Die Betonung liegt immer auf dem Positiven. Man braucht nicht jedesmal den Jackpot zu gewinnen, doch jede trockene Nacht ist ein Schritt in die richtige Richtung und Grund für größeres Selbstvertrauen.

Es ist jedoch falsch, zuviel Aufhebens um jeden Erfolg zu machen. Sicher ist es wünschenswert, daß das Kind in der Nacht trocken ist, aber es ist etwas, was ihr Kind – so wie alle anderen auch – am Ende als etwas Selbstverständliches zu betrachten hat.

Schwierigkeiten mit dem Stuhlgang – Einkoten

Die meisten Kinder lernen ihren Darm einige Wochen vor der Blase zu kontrollieren. Während der Urin unbemerkt in eine weiche, warme Windel sickern kann, ist es für das Kleinkind schwieriger, eingekotete Windeln oder Höschen beim Herumlaufen nicht zur Kenntnis zu nehmen. Dies ist der Auslöser, die Benutzung des Töpfchens zu erlernen.

Das häufigste Verdauungsproblem ist die Verstopfung, anscheinend das genaue Gegenteil von Inkontinenz. Bei Verstopfung ist der Stuhl trocken und hart, und die Ausscheidung bereitet Schwierigkeiten. Die empfindlichen Membranen, die den After auskleiden, können dabei verletzt werden, und es entstehen Risse, auch anale Fissuren genannt. Weil diese Fissuren schmerzen, wenn das Kind auf die Toilette geht, zögert es diesen Gang immer weiter hinaus, wodurch die Verstopfung schlimmer und der Stuhl noch härter wird. Paradoxerweise kann dies zu einer Form von Inkontinenz führen. Flüssiger Stuhl, der sich hinter einer Blockade aufstaut, bricht sich an den Seiten Bahn, ohne daß der Betroffene dies kontrollieren kann.

Anale Inkontinenz infolge einer langsamen oder verzögerten Entwicklung ist sehr selten. Häufiger tritt Verstopfung nach einer fieberhaften Erkrankung auf. Durch das Schwitzen wird dem Körper zuviel Flüssigkeit entzogen, wodurch Dickdarm und Stuhl trocken werden. Oft jedoch ist Einkoten der Schrei eines verstörten Kindes nach Hilfe, ausgelöst vielleicht durch die Ankunft eines kleinen Bruders oder einer kleinen Schwester, eines Eindringlings, der zuviel Zeit und Aufmerksamkeit der Mutter in Anspruch nimmt und die Stellung des Älteren zu gefährden scheint. Aber auch ein Umzug, während dessen es einer fremden Person oder auch nur einer Tante anvertraut wird oder sonst irgendwelche unangenehmen Ereignisse können der Grund sein. Einkoten kann zudem teilweise eine Reaktion auf ein übermäßig eifrig betriebenes Töpfchentraining sein.

Was immer der Grund sein mag, es ist wichtig, den kleinen Schmutzfink liebevoll anzunehmen, ohne ein Anzeichen von Ekel, um so ein Gefühl der Sicherheit und des Vertrauens zwischen Erwachsenem und Kind zu schaffen. Die Atmosphäre sollte entspannt sein.

Das Kind zu drängen, sein Geschäft am richtigen Ort zu verrichten, wird erfolglos sein. Vielleicht hilft ein Teelöffel Magnesiumlösung, den Stuhl weicher zu machen oder auch nur das Kind etwas zu beruhigen. Das Problem mit dem Einkoten wird nicht von heute auf morgen gelöst.

Eine reine Verstopfung muß behandelt werden. Falsche Eßgewohnheiten können die Ursache sein. So beliebte Dinge wie Süßigkeiten, Schokolade, Chips, Eiscreme, Kekse und Kuchen sind zwar sehr schmackhaft und einfach zu essen, sie versorgen den Darm aber mit zuwenig Ballaststoffen. Gemüse, Obst, Vollkornprodukte sowie viel Wasser geben dem Darm, was er braucht.

Stanley

Stanley hatte eine schlimme Zeit in der Schule. Weil er einkotete, wurde er zur Zielscheibe verletzender Bemerkungen – niemand wollte neben ihm sitzen, weil er stank. Als er im Alter von zwei Jahren gerade dabei gewesen war, sauber zu werden, war seine Mutter gestorben. Stanley wurde zuerst von einem Verwandten zum anderen geschoben, danach kam er zu mehreren Pflegefamilien. So wurde er ein wütender, verzweifelter kleiner Junge, der teils aus Trotz, teils unbeabsichtigt seinen Darm zur falschen Zeit am falschen Ort entleerte. Dies ging so weiter, bis mit der Pubertät der Durchbruch kam, als er sich körperlich entwickelte und durch einen glücklichen Zufall auf einen mitfühlenden Lehrer traf, der als Kind ähnliche, wenn auch nicht so ausgeprägte Probleme gehabt hatte.

Erziehung zur Sauberkeit

Erziehung zur Sauberkeit bedeutet, Ihr Kind dabei zu unterstützen, die Inkontinenz seiner ersten Lebenszeit zu überwinden. Es wird dies, wenn der richtige Zeitpunkt in seiner persönlichen Entwicklung gekommen ist, größtenteils selbst bewerkstelligen. Sie müssen lediglich die Voraussetzungen dafür schaffen und für eine liebevolle, sanft ermutigende Atmosphäre sorgen.

Richtlinien

- Machen Sie nicht den Fehler, Ihr Kind so früh wie möglich auf den Topf zu setzen. Warten Sie solange, bis es Ihnen zeigt, daß es »Pfützen« mit sich in Verbindung bringt. Das Kind wird dann bereits sicher laufen können und wahrscheinlich 20 bis 22 Monate alt sein – wobei das »richtige« Alter individuell verschieden ist.
- Beginnen Sie nicht mit der Sauberkeitserziehung, wenn wichtige Ereignisse den gewohnten Rhythmus durcheinanderbringen – zum Beispiel die Ankunft eines Babys oder der Umzug in ein neues Zuhause.
- Loben Sie das Kind, allerdings nicht überschwenglich, und zeigen Sie keine Enttäuschung bei Mißgeschicken. Messen Sie dem ganzen keine übermäßige Bedeutung bei, das würde das Kind unter Druck setzen, was zu Anspannung und Kontrollverlust führt.
- Zeigen Sie niemals Ekelgefühle.

Toiletten-Zeitplan

Planen Sie regelmäßige Zeiten, in denen das Kind auf den Topf gesetzt wird, ohne Eile und ohne der Sache große Bedeutung beizumessen. Wenn die Erwachsenentoilette benützt wird, leistet ein Aufsatz gute Dienste. Ein vernünftiger Zeitplan wäre: Dreimal täglich nach den Mahlzeiten, kurz vor dem Zubettgehen und wann immer Ihr Kind danach fragt. Es lohnt sich auch, das Kind noch einmal aus dem Bett zu heben, wenn Sie sich selbst zur Ruhe legen. Höchstwahrscheinlich wird es gar nicht aufwachen, sondern reflexartig Wasserlassen, sobald der kalte Topf den Popo berührt.

Auch wenn sich die Sauberkeitserziehung schwierig gestaltet und »Unfälle« an der Tagesordnung sind, bleiben Sie gelassen und versuchen Sie, Ihre Erwartungshaltung herunterzuschrauben. Eine Krankheit und natürlich auch emotionale Streßfaktoren wie zum Beispiel der Tod eines Haustiers können das Kind in der Erziehung zur Sauberkeit zurückwerfen.

Jugendliche

Heranwachsende sind schrecklich empfindlich. Auf einmal sind sie sich ihres Körpers sehr bewußt, der sich erstaunlich verändert – in Größe, Form und Kraft. Der Ausstoß von Sexualhormonen erreicht seinen Höhepunkt. Bei Jungen tritt der Stimmbruch ein, bei Mädchen die durch die Freisetzung einer Eizelle hervorgerufene Monatsblutung, und es besteht von nun an die Möglichkeit, schwanger zu werden.

Vor der jetzigen Generation junger Leute waren 13- oder 14jährige noch Kinder. Heute sind sich sogar 11- oder 12jährige ihrer Sexualität bewußt, und eine kleine Minderheit hat bereits Erfahrung mit Geschlechtsverkehr. Mit 15 Jahren sind sowohl Jungen als auch Mädchen keine Unschuldsengel mehr. Dies setzt sie einem enormen Streß aus. Wir hören von Jungen, die mit 12 Vater werden, und die Anzahl schwangerer Schulmädchen erreicht in Großbritannien Rekorde. Zu dem Druck kommt hinzu, daß in diesen Jahren in der Schule wichtige Prüfungen und wegweisende Entscheidungen anstehen.

Die heutigen Teenager wissen zwar faktisch alles über sexuelle Beziehungen, doch manchmal sind sie emotional überfordert. Sie erhalten oft wenig Orientierung von den Eltern, die ihrerseits die strengen Moralvorstellungen ihrer Eltern und Großeltern abgelegt haben. Der Streß, dem die jungen Leute ausgesetzt sind, läßt sie ängstlich darauf achten, genau dem Standard der Gleichaltrigen zu entsprechen. Sie machen sich endlos Sorgen über jede wahrgenommene Abweichung von der Norm – in ihrer persönlichen Erscheinung, ihrer Kleidung und ihren Interessen. Sie wollen unbedingt so sein wie alle anderen, auch in bezug auf die Funktionen ihres Körpers. Inkontinent zu sein paßt natürlich ganz und gar nicht in das Bild, das man abgeben möchte.

Inkontinenz ist mit 70 ein großer Kummer, mit 17 ist es für Jungen wie Mädchen eine unvorstellbare Demütigung. Leider ist es keine Seltenheit. Betroffen sind gesunde, robuste, sportliche junge Menschen genauso wie schmächtige. Doch am gefährdetsten sind jene, die als Kleinkinder nachts spät sauber geworden sind.

Charlotte

Charlotte machte mit 15 Furore auf dem Tennisplatz. Als sie das erste Mal nach einem Match entdecken mußte, daß ihr Slip naß war, schob sie es auf das aufregende Spiel. Doch es war kein einmaliger Unfall, sondern geschah immer häufiger, und sie begann Angst zu haben, einen verräterischen Flecken zu hinterlassen, wenn sie mit den anderen nach dem Spiel zusammensaß.

Es war nicht nur aktiver Sport, der zu diesen Harnverlusten führte. Ein Hustenanfall genügte auch schon, und als sie einmal ihrer Lehrerin half, einen Tisch zu verrücken, fühlte sie zu ihrem Entsetzen ein warmes Rinnsal auf der Innenseite der Schenkel – Charlotte litt unter einer Belastungs- oder Streßinkontinenz, ausgelöst durch einen verstärkten Druck im Bauchraum, der automatisch auf die Blase übergeht. Grund ist gewöhnlich ein Anspannen der Bauchmuskeln, entweder absichtlich oder durch Husten, Niesen oder Lachen. Belastungsinkontinenz kann in jedem Alter auftreten, doch wenn der Harnverlust nur beim Lachen erfolgt, kann ein vollständig anderer Grund vorliegen.

Kicher-Inkontinenz

Kicher-Inkontinenz, mit ihrem wissenschaftlichen Namen auch *Enuresis risoria* genannt, ist nicht unüblich. Sie kommt ausschließlich bei Mädchen im Teenageralter vor und wird einzig und allein durch Lachen ausgelöst. Obwohl diese Störung seit langem bekannt ist, herrscht noch immer Unklarheit, warum sie auftritt, es besteht nämlich kein verstärkter Druck auf die Blase. Die Schließmuskeln der Harnröhre entspannen sich plötzlich, vermutlich ausgelöst durch die rhythmische Bewegung der Bauchmuskulatur beim Lachen, wodurch der Urin in der Blase abfließt. Das Mädchen kann nichts tun, um dies aufzuhalten, bis der Lachanfall vorüber ist.

Der Fehler soll im Nervensystem und nicht im Harnsystem zu suchen sein – so lautet die gängigste Erklärung. Etwas ähnliches findet bei älteren Menschen nach einem Schlaganfall statt. In beiden Fällen übermitteln die Nerven nicht mehr die richtige Botschaft an die Harnröhrenschließmuskeln.

Zwischen der normalen Belastungsinkontinenz und der Kicher-Variante muß unterschieden werden, weil jede Form einer anderen Behandlung bedarf. Bei Belastungsinkontinenz können verschiedene Ursachen zu einem Harnverlust führen, wobei die häufigste die körperliche Anstrengung ist. Der Fehler ist in einer Schwäche der Schließmuskeln der Harnröhre und der Muskeln des Beckenbodens zu suchen. Die Behandlung besteht darin, diese Muskeln durch bestimmte Übungen zu stärken und die Blase so zu erziehen, daß sie immer größere Abstände zwischen den Toilettengängen toleriert.

Estelle

Die 16jährige Estelle war beunruhigt, weil sie, wann immer ihre Freundin Barbara zu Besuch kam, ihr Wasser nicht halten konnte. Die beiden lachten Tränen über dieselben Witze, doch bei Estelle wie auch ihrem Arzt dauerte es eine Weile, bis ihnen klar war, daß diese Lachanfälle nicht nur Estelles Augen, sondern auch ihren Slip feucht werden ließen. Glücklicherweise ist diese Art der Inkontinenz bei Mädchen vorübergehend, bei Frauen über 25 kommt sie so gut wie nie vor. Starke Gefühle können dagegen in jedem Alter Auswirkungen auf die Blase haben.

Blaseninstabilität – Dyssynergie

Obwohl Belastungsinkontinenz und ihre Kicher-Variante die häufigste Form der Inkontinenz in der Altersgruppe der 12- bis 20jährigen ist, können manche Mädchen und einige wenige Jungen auch eine Dranginkontinenz entwickeln (sie haben das Gefühl, nicht warten zu können). Der Grund ist eine instabile Blase. Dies wirkt sich besonders auf den für die Entleerung zuständigen Muskel der Blasenwand aus. Während die Blase sich langsam füllt, zieht er sich in einem beliebigen Stadium dieses Vorgangs krampfartig zusammen. Dies geschieht oft ohne das übliche vorankündigende Gefühl, und das dringende Bedürfnis, sofort Wasser lassen zu müssen. kommt ganz plötzlich. Blaseninstabilität zeigt sich oft in den Teenagerjahren erstmals und stellt ein langwieriges Problem dar.

Wenn die Blase zu rasch gefüllt wird durch harntreibende Stoffe und Medikamente (Diuretika), Alkohol oder eine zu hohe Flüssigkeitszufuhr, kann genauso wie bei einer Entzündung oder einer Reizung der Blase durch einen Stein eine Dranginkontinenz entstehen. Es empfiehlt sich, die übermäßige Flüssigkeitszufuhr, insbesondere von Tee, Kaffee und Alkohol, einzuschränken. Weitere Behandlungsmaßnahmen werden auf Seite 117 f. vorgestellt. Wenn sich in der Pubertät die Sexualorgane entwickeln, werden auch die benachbarten Organe des Harnsystems größer und belastbarer. In dieser Phase die Blase umzuerziehen hat große Erfolgsaussichten, sogar bei dem anscheinend so hartnäckigen nächtlichen Bettnässen.

Psychologischer Streß

Die Jahre von der Pubertät bis zum Erwachsenenalter sind geprägt von starken Emotionen und großer Empfindlichkeit. Gedanken und Gefühle beeinflussen auch das Harnsystem. Wir alle haben es schon erlebt, daß wir vor einer wichtigen Prüfung oder sonst einem gefürchteten Ereignis öfter als gewöhnlich die Toilette aufsuchen mußten. Diese normale Reaktion ist allen Säugetieren eigen. Betritt zum Beispiel ein Fremder eine Wiese, auf der eine Schafherde weidet, beginnen diese als Reaktion auf die potentielle Gefahr sofort zu urinieren. Heranwachsende neigen ganz besonders dazu, in Situationen seelischer Angespanntheit häufig und dringend Wasser lassen zu müssen. Ein Teenager oder ein Erwachsener, der chronisch angespannt und nervös ist, kann eine Überempfindlichkeit bereits bei einer ziemlich kleinen Menge von Urin in der Blase entwickeln oder auch unter Nykturie leiden, während der Nacht einsetzendem Harndrang.

Bobby

Bobby war bis zum Alter von sechs Jahren Bettnässer, und mit 13 Jahren kaute er noch an seinen Fingernägeln. Tagsüber mußte er immer zu den unpassendsten Zeiten auf die Toilette. Als die Eltern eine Ehekrise durchmachten, suchte Bobby immer häufiger die Toilette auf, und als seine Eltern sich eines Abends heftig stritten, näßte er zum ersten Mal nach sieben Jahren wieder sein Bett. In der Beratungsstation der Kinderklinik konnte ihm und gleichzeitig auch seinen Eltern geholfen werden. Seine Ängste ließen nach, als er begriffen hatte, daß sie sich nicht trennen würden.

Koitale Inkontinenz

Die in den sechziger Jahren ausbrechende sexuelle Freiheit wirkte sich in besonderer Weise auf das Verhalten der Heranwachsenden aus – und zwar nicht immer zu ihrem Vorteil. Weil die Jugendlichen Geschlechtsverkehr haben, wenn sie emotional noch unreif sind, kann es bei ihnen zu koitaler Inkontinenz kommen. Gemeint ist das unwillentliche Wasserlassen während des Aktes, eine peinliche Erinnerung daran, vor dem Sex die Blase zu entleeren. Die Inkontinenz wird ausgelöst, wenn der Penis eindringt und eine starke Erregung stattfindet. Die beste Prophylaxe sind Erfahrung und Reife.

Senioren

Die Tendenz zur Inkontinenz ist bei Senioren weit verbreitet. Sie sollte jedoch nicht als etwas Unabwendbares gesehen werden, gegen das es kein Heilmittel gibt. Während unseres Lebens sind Körper und Geist einer ständigen Veränderung unterworfen. Sie passen sich unseren Bedürfnissen an. Die ersten 25 Jahre werden von Wachstum und Entwicklung bestimmt, die nächsten 25 Jahre dienen der Konsolidierung zuerst unserer körperlichen Kräfte und dann immer mehr auch unserer intellektuellen Interessen und Kenntnisse. In den folgenden 25 Jahren lassen die Kräfte allmählich nach, während die letzten 25 Jahre die Jahre des eigentlichen Alters sind.

Die allmählichen Veränderungen, die in den beiden letzten Perioden stattfinden, zwingen uns, überlegt und sparsam mit unseren Kräften umzugehen, Unwichtiges und Überflüssiges zu unterlassen und mit einem minimalen Energieaufwand auszukommen. Leute von 70 aufwärts wollen sich nicht mehr mit dem ganzen Brimborium des Kindergroßziehens befassen, weshalb sie die üppige Versorgung mit Hormonen, die den Reproduktionsapparat am Laufen halten, nicht mehr benötigen. Das wichtigste dieser Hormone ist das Östrogen, das sich auf den gesamten Organismus auswirkt.

Die Haut

Nirgendwo sind die Zeichen des Alters klarer zu erkennen als an der Haut. Sie wird dünner, weil nicht mehr soviel Kollagen vorhanden ist – ein Protein, das der Haut und anderem Gewebe Festigkeit, Straffheit und Feuchtigkeit verleiht. Ältere Haut ist trockener und empfindlicher als früher. Dafür sieht man keine älteren Menschen mit Pickeln oder einer fettigen oder schweißnassen Haut.

Alles nimmt ab – und zwar am ganzen Körper. Der Haarwuchs wird weniger, die Schamhaare verschwinden praktisch ganz, das einzelne Haar wird dünner. Durch ein Absterben der braunen, schwarzen oder roten Pigmente wird das Haar grau oder weiß, und auch die Haut wird blasser. Ein 80jähriger Mensch hat selten einen gebräunten Körper. Hellhäutige ältere Menschen neigen dazu, große, unregelmäßige braune Flecken auf Händen und Unterarmen zu entwickeln.

Phyllis

Phyllis kämpfte gegen das Alter. Sie achtete auf eine gesunde Ernährung, aß gewissenhaft fünfmal am Tag Obst und beschränkte Süßes und Fettes auf ein Minimum. Sie ging wie empfohlen dreimal in der Woche vierzig Minuten stramm spazieren und hielt ihren Geist mit dem Lösen der Kreuzworträtsel in der Tageszeitung in Schwung. Es schien nicht fair zu sein, daß sich trotzdem, obwohl sie erst 60 war, die unfehlbaren Zeichen des Alters dort zeigten, wo es am sichtbarsten war – bei den Haaren und der Haut.

Ihr dunkles Haar wurde grau und grauer, ihr Gesicht immer blasser, doch was sie wirklich störte, waren die Falten rund um die Augen und das Absacken der Wangen, wodurch ihre Kinnlinie die Kontur verlor. Mit gefärbten Haaren sah sie jedoch wie eine Hexe aus, und dicker aufgetragenes Make-up machten die Veränderungen im Gesicht nur noch deutlicher.

Phyllis arrangierte sich schließlich mit diesen Äußerlichkeiten, was ihr aber immer mehr zu schaffen machte, war ein ungewollter Harnverlust, weswegen sie nur noch ungern das Haus verließ. Die Entschlossenheit, die sie bereits bei ihrer Ernährung und ihrem Bewegungstraining an den Tag gelegt hatte, übertrug sie nun auf die Beckenbodenübungen, die ihr in einem Kurs gezeigt wurden. Nach sechs Monaten hatte sie wieder eine ordentliche Kontrolle über ihre Blasenfunktion, und weil sie weiterhin fleißig übte, gelang es ihr, diesen Zustand beizubehalten.

Die Blase

So wie die Haut dünner wird, schrumpfen auch einige Hohlorgane wie die Gebärmutter und die Blase. Die Rückbildung der Gebärmutter hat in diesem Alter keine Auswirkung; anders sieht es bei der verringerten Kapazität der Blase aus. Sie füllt sich schneller, was zu häufigeren Besuchen der Toilette sowie dem erhöhten Risiko einer Überlaufinkontinenz führt.

Die Wahrscheinlichkeit, an einer Zystitis (Entzündung der Blase) zu erkranken, nimmt mit dem Alter zu, besonders bei Frauen, bei denen der Weg von der Blase nach außen kürzer ist. Blasenentzündungen werden gewöhnlich von einer Infektion hervorgerufen, die über die Harnröhre nach oben wandert. Durch die Reizung der Blase ist sie der häufigste Grund für eine Dranginkontinenz.

Die Vagina

Die Schleimhaut der Vagina wird wie die Haut immer trockener und empfindlicher; die Symptome sind bei ihr noch ausgeprägter, weil sie bereits von Natur aus dünn und zart ist. Dieser Zustand, der auch Vaginale Atrophie genannt wird, führt oft zu einer Vaginitis (Entzündung der Vagina). Anders als bei der Zystitis ist der Grund keine Infektion, sondern ein Mangel an Östrogen, bedingt durch die Einstellung der Funktion der Eierstöcke. Die Vagina reagiert besonders empfindlich auf diesen Mangel. Sie wird trocken, rot und wund, der Geschlechtsverkehr verursacht Schmerzen, auch wenn reichlich Gleitsalbe verwendet wird. Dazu kommt, daß die Rückbildungserscheinungen sich auch hier auswirken.

Die Reizung durch den konzentrierteren Urin ist ein weiterer Auslöser für eine Dranginkontinenz. Manche verschlimmern das Ganze, indem sie weniger trinken, wodurch der Urin noch konzentrierter wird. Nykturie, das nächtliche Aufstehen und Wasserlassen, zählt ebenfalls zu den Folgen der Schrumpfung und Reizung. Nachts wird mehr Urin produziert als am Tag, im Durchschnitt 400 ml. Für Männer ist es daher normal, pro Nacht maximal einmal aufzustehen, für Frauen sogar zweimal.

Erfreulicherweise kann den Frauen mittels lokal angewandter Östrogenpräparate in Form von Salben und Zäpfchen geholfen werden. Sie bringen große Erleichterung und wirken sich nicht auf andere Teile der Körpers aus, zum Beispiel die Gebärmutter. Pflanzen, die als Phytoöstrogene bekannt sind, darunter besonders die Sojabohne, versorgen den Körper mit kleinen Mengen des Hormons. Manchmal reicht dies aus, den Mangel auszugleichen.

Die Reduzierung der Östrogenproduktion ist zwar Teil der vom Körper eingeleiteten »Sparmaßnahmen«. Auch wenn Senioren die Fortpflanzungsmaschinerie nicht mehr in Gang zu halten brauchen, dürfen sie sich jedoch trotzdem an einem befriedigenden Sexualleben erfreuen – gerade heute, wo wir doch alle so viel länger leben. Es ist demzufolge wünschenswerter denn je, die Schleimhaut der Vagina mit Östrogen zu kräftigen.

Vorbote einer Vaginitis ist manchmal ein wässriger, rosafarbener Ausfluß, der auch fälschlicherweise für Inkontinenz gehalten werden kann.

Altersdiabetes

Da die Bevölkerung immer älter wird, hat diese Krankheit in den letzten Jahren fast epidemieartige Züge angenommen. Durst ist dabei das Hauptsymptom von Diabetes. Weil viel getrunken wird, kommt es zu häufigem Wasserlassen, wodurch sich eine bereits vorhandene Neigung zu Inkontinenz verschlimmert. Oft ist Inkontinenz sogar der erste Hinweis auf eine Diabeteserkrankung. Bei Diabetikern ist zuviel Zucker im Blut, was sich sowohl durch ein bestimmtes Eßverhalten als auch durch Tabletten, die sogenannten Antidiabetika, die den Glukose- oder Zuckerspiegel im Blut senken, behandeln läßt; in schwerwiegenden Fällen muß auch Insulin gespritzt werden. Jeder Diabetespatient sollte sich gut vor Infektionen, insbesondere der Haut, schützen – wie allgemein bekannt werden Stechmücken und sonstiges Ungeziefer von Süßem angezogen.

Diabetes kann zu einer Störung der Nerven führen, die die Blase kontrollieren, wodurch der Blasenmuskel instabil wird. Dies ist ein verbreiteter Grund für Dranginkontinenz. Schwierigkeiten beim Entleeren der Blase können ebenfalls von dieser Nervenstörung herrühren, was paradoxerweise manchmal auch zu Inkontinenz führt, dieses Mal jedoch in Form der Überlaufblase.

Arthrose und Osteoporose

Dieses weitverbreitete, fortschreitende Leiden der späteren Jahre kann sich indirekt auf die Harnkontinenz auswirken. Wenn Bewegungen sich verlangsamen und Schmerzen verursachen, wächst die Angst, die Toilette nicht mehr rechtzeitig erreichen zu können. Dies fördert das Gefühl der Dringlichkeit und erhöht das Risiko der Inkontinenz. Am schlimmsten ist es meistens morgens beim Aufstehen, wenn die Gelenke und Muskeln, einschließlich des Blasenmuskels, besonders steif sind. Dazu kommt die Auswirkung der Schwerkraft beim Wechsel von der horizontalen in die vertikale Position. Ein Nachtstuhl neben dem Bett oder eine dem jeweiligen Geschlecht angepasste Urinflasche kann häufig helfen, ein nasses Bett zu vermeiden.

Muskelschwäche

Ab Anfang 50 werden Muskelzellen nach und nach abgebaut und durch unelastische Fasern ersetzt. Die Folge ist eine fortschreitende Muskelschwäche. Dies verstärkt die Auswirkungen der Arthrose und macht auch vor dem Blasenmuskel nicht halt. Durch die schwächer werdenden Kontraktionen des Muskels dauert es länger, bis die Blase leer ist, und die Toilettengänge nehmen zu. Die Wahrscheinlichkeit, daß Infektionen eingeschleust werden, wächst ebenfalls.

Verstopfung

Ein häufiges Problem bei älteren Menschen ist eine träge Darmtätigkeit, wozu auch die Schwäche der Bauchmuskeln beiträgt. Ältere, allein lebende Frauen ernähren sich zudem häufig vorwiegend von verarbeiteten Kohlenhydraten wie Kuchen, Gebäck und Keksen, die einen hohen Zuckergehalt aufweisen. Dadurch erspart man sich das Kochen, und es muß kaum gekaut werden, ein Vorteil für all jene, deren Gebiß zu wünschen übrig läßt. Natürlich handelt es sich hierbei jedoch um eine unausgewogene Ernährung, die den Darm zuwenig arbeiten läßt. Salat, Obst, Gemüse und Vollkornprodukte sind bei den meisten Senioren nicht beliebt, dabei enthalten sie die Fasern, die im Darm Volumen schaffen und zur Tätigkeit anregen. Auch Fleischgerichte regen die Verdauungstätigkeit an.

Die von Ernährungsfachleuten propagierte »Fünfer-Regel«, die empfiehlt, am Tag fünfmal Gemüse und Obst zu essen, ist ein ausgezeichnetes Rezept, Verstopfungen zu verhindern. Allgemeine körperliche Bewegung, zum Beispiel jeden Tag eine halbe Stunde (wenn möglich flottes) Spazierengehen, trägt ebenfalls zu einer gut funktionierenden Verdauung bei. Verstopfung kann zu Belastungsinkontinenz führen, wenn Druck hinzukommt. Auch zur Überlauf-Inkontinenz kann es kommen, wenn harte Kotklumpen im Mastdarm auf die Harnröhre drücken und den Urinfluß behindern.

Rauchen, Alkohol und einige Medikamente fördern das Risiko der Inkontinenz:

- Rauchen irritiert die Blase und kann eine labile Blase noch weiter destabilisieren.
- Alkohol hat eine doppelte Wirkung: Einerseits stimuliert er die Nieren, mehr Urin zu produzieren, und andererseits die Blase, häufiger Wasser zu lassen. Bier hat aufgrund seines größeren Volumens eine stärkere Wirkung als Wein und Spirituosen.
- Koffein ist das eigentliche Aufputschmittel in Kaffee, Tee (enthält nur halb so viel), Cola und dergleichen. Kakao enthält eine ähnliche Substanz. Die von diesen Stoffen ausgehende harntreibende Wirkung kann zu Inkontinenz führen.
- Zitrusgetränke regen die Blase an und erhöhen die Wahrscheinlichkeit einer Dranginkontinenz.

Medikamente, die sich auf die Kontrolle der Blase auswirken:

- Harntreibende Mittel (Diuretika) haben die Aufgabe, die ausgeschiedene Urinmenge zu erhöhen, um den Körper von einer für ihn schädlichen Flüssigkeitsansammlung zu befreien, zum Beispiel bei zu hohem Blutdruck, Nierenversagen, Herzschwäche und geschwollenen Fußgelenken. Einige, wie Spironolactone (Handelsname *Aldactone)* wirken kurzzeitig und stark und werden in Notsituationen angewandt, während andere, wie zum Beispiel Triamteren *(Diucomb)* oder Bendroflumethiazid *(Sotaziden)* milder wirken. Manchmal versehen sie ihre Aufgabe zu gut, so daß häufigere Toilettenbesuche, Drang und Inkontinenz auftreten.

- Schlafmittel, Schmerzmittel und einige Antidepressiva wie Clomipramin *(Anafranil)* und Tranquilizer wie Lorazepam *(Tavor)* oder Diazepam *(Valium)* dämpfen die Reizleitungen im Körper. Die Information, daß die Blase gefüllt ist, dringt dann vielleicht nicht zum Bewußtsein vor. Ein nasses Bett kann das Ergebnis sein. Medikamente, die das Hustenzentrum dämpfen, Antitussiva, können dieselbe Wirkung haben. Ebenso können spinale und epidurale Injektionen, die während einer Operation als Anästhetika verabreicht werden, anschließend zu einer zeitweiligen Inkontinenz führen.

Einige Medikamente sollen gezielt einen zu tiefen Schlaf verhindern, um so sicherzustellen, daß die behandelte Person aufwacht, wenn sich die Blase füllt. Zu dieser Gruppe von Medikamenten gehören Anticholinergika, zum Beispiel Oxybutynin *(Dridase)* und einige Antidepressiva, insbesondere Imipramin *(Tofranil)*, die die Blase entspannen und die Häufigkeit des Wasserlassens verringern. Spasmolytika wie zum Beispiel Flavoxat *(Spasuret)* haben eine ähnliche Wirkung. Desmopressin, in Form von Nasenspray oder Tabletten, hilft bei Nykturie, indem es die Wirkung des bei einigen Patienten offensichtlich fehlenden Hormons imitiert.

Das Problem bei den Medikamenten gegen Inkontinenz besteht darin, daß sie Harnverhalt verursachen können – das heißt, man kann kein Wasser lassen, obwohl ein Drang vorhanden ist. Dies kann plötzlich eintreten, schmerzhaft sein und eine rasche Erleichterung mittels eines Katheters erfordern oder in einer milderen und langwierigeren Form auftreten. In diesem Fall ist die Blase voll und läuft über. Wenn dies längere Zeit andauert, spricht man von einer »Tröpfchen-Inkontinenz«. Die Behandlung beginnt mit einer Katheterisierung, gefolgt von der Ermittlung der Ursache.

Tumore

Tumore – Knoten oder Schwellungen in der Blase – können eine Irritation und eine Dranginkontinenz auslösen. Es kann sich dabei um harmlose Polypen, aber auch um ein Krebsgeschwür handeln. Blasenkrebs tritt meist zwischen dem 60. und dem 70. Lebensjahr auf, und zwar bei Männern dreimal so häufig wie bei Frauen; bei Männern ist es die vierthäufigste Krebserkrankung. Prostata- und Blasenkrebs sind die Hauptkrebsarten des Harntraktes.

Rauchen vervierfacht das Risiko der Erkrankung und ist für ein Drittel aller Krebsfälle verantwortlich, während ein weiteres Drittel von industriellen Chemikalien verursacht wird. Chronische Blasenentzündungen oder Blasensteine erhöhen das Risiko einer Erkrankung ebenfalls. Ein ernsthaftes Warnzeichen ist Blut im Urin (Makrohämaturie). Die Diagnose wird dann durch ein Ultraschallbild der Blase oder ein Urogramm erhärtet, eine Röntgenaufnahme, bei der das Harnsystem durch ein Kontrastmittel sichtbar gemacht wird.

Die Behandlung besteht in einer Resektion – einem chirurgischen Eingriff. Dabei wird der Tumor entfernt oder mittels elektrischen Stromes zerstört.

6 Krankheitsbedingte Probleme

Vorfall

Bei einem Vorfall, *Prolaps* genannt, rutscht ein Organ des Beckens aus seiner normalen Position. Durch unsere aufrechte Haltung übt die Schwerkraft einen ständigen Druck auf den Beckenboden aus. Dieser besteht aus Muskelstreifen, Bändern und Fasern – alles weiche Gewebe – und stützt die Gebärmutter und die anderen Organe des Beckens. Manchmal gibt dieser Beckenboden in kleinerem oder größerem Ausmaß nach. Die in Mitleidenschaft gezogenen Organe können Blase, Harnröhre, Gebärmutter, Mastdarm und Vagina sein.

Ein Blasenvorfall *(Zysto-* bzw. *Urethrozele)* liegt vor, wenn die Vorderwand der Vagina nachgibt und einen Teil der Blase mit sich nach unten zieht. Der Mastdarmvorfall *(Rektozele)* ist eine Ausbuchtung des vorderen Mastdarms in die Hinterwand der Vagina. Der rektale Prolaps gehört in eine andere Kategorie, da bei ihm die Vagina nicht betroffen ist. Bei diesem Vorfall tritt ein Teil der Schleimhaut aus dem Mastdarm bzw. After. Von einem Gebärmuttervorfall *(Prolaps uteri)* spricht man, wenn die Gebärmutter in die Vagina rutscht. Dabei unterscheidet man zwischen drei Stadien:

1. Die Gebärmutter und der Gebärmutterhals sind nur ein kurzes Stück in die Vagina gerutscht.
2. Der Gebärmutterhals tritt aus der Vagina.
3. Die gesamte Gebärmutter ist aus der Vagina herausgetreten. Das dritte Stadium ist auch bekannt unter dem Namen *Procidentia.*

Zu einem Vorfall, welcher Art auch immer, kommt es meist bei Frauen, die Kinder, besonders mehrere, geboren haben. Gewöhnlich tritt er in der Perimenopause, der Menopause oder der Postmenopause auf, die sich unendlich lange hinziehen kann.

Symptome

Inkontinenz ist oft das Hauptsymptom, aber gelegentlich kommt es auch zu einem Vorfall ohne Inkontinenz. Das zweithäufigste Symptom ist ein Gefühl, etwas zu verlieren, einen »Klumpen zwischen den Beinen zu haben«, manchmal hat man aber auch nur eine unangenehme Empfindung, die sich nicht genau definieren läßt.

Gründe

- Eine Verletzung der Bänder des Beckens, die normalerweise die Gebärmutter an ihrem Platz halten. Durch lange oder schwere Wehen werden diese Bänder überdehnt, so daß sie ihre Elastizität verlieren. Im allgemeinen erholen sie sich wieder innerhalb der ersten drei Monate nach der Geburt.
- Ein Mangel an Östrogen aufgrund der Menopause, der das Gewebe schwächt.
- Ein erhöhter Druck innerhalb des Bauchraums, der sich auf den Stützapparat der Gebärmutter und der Vagina auswirkt und den Mechanismus belastet, der einen Harnverlust verhindert. In einem solchen Fall kann ein plötzlicher zusätzlicher Druck durch Lachen oder Husten ausreichend sein, um etwas Harn austreten zu lassen. Ein Grund für einen ständig erhöhten Druck ist Fettsucht, ein chronischer Husten oder eine immer wiederkehrende Belastung durch Verstopfung. Vorfälle findet man seltener in Ländern, in denen man sich zum Stuhlgang hinkauert.

Ein Vorfall an sich ist nicht schmerzhaft, aber störend und oft von Rückenschmerzen begleitet. Wegen der Schwerkraft werden die Symptome tagsüber bei aufrechter Haltung als schlimmer empfunden.

Sobald man sich hinlegt, verspürt man Erleichterung; Geschlechtsverkehr kann jedoch äußerst unangenehm sein. Ein Vorfall verursacht weder Schmerzen noch vaginale Blutungen. Treten solche Symptome auf, muß eine gründliche Untersuchung erfolgen, um den Grund herauszufinden.

Diagnose

Diese hängt von den Symptomen und der vaginalen Untersuchung ab. Üblicherweise liegt die Patientin dabei auf der linken Seite. Sie wird gebeten, zu husten. Dabei zeigt sich sofort, ob eine Belastungsinkontinenz vorliegt, und der Arzt kann mit zwei Fingern in der Vagina die Position der Gebärmutter ertasten.

Vorbeugung

Prophylaktisch sollte auf folgendes geachtet werden:

- sorgfältiges Nähen der bei der Geburt entstandenen Risse
- regelmäßige Beckenbodenübungen (siehe Seiten 87, 121 ff.)
- die Beseitigung von Verstopfungen und eine entsprechende Änderung der Ernährungsgewohnheiten
- eine Gewichtsreduzierung, falls notwendig
- das Einstellen des Rauchens

Behandlung

Eine laufende Behandlung beinhaltet unter Umständen:

- eine Hormonersatztherapie, besonders bei Symptomen, die auf einen Östrogenmangel schließen lassen
- eine lokale Östrogenbehandlung durch Pessare (Silikonring) oder Vaginalzäpfchen
- einen chirurgischen Eingriff (siehe Seite 113 ff.)

Margery

Margery war 43, als sie zum ersten Mal das Gefühl einer Schwellung in der Vagina hatte. Es tat nicht weh, schien aber beim Stuhlgang im Weg zu sein, und auch beim Geschlechtsverkehr fühlte sie eine ähnliche Behinderung. Sie war sehr beunruhigt, auch im Hinblick darauf, daß sie sich zu ihren zwei reizenden Töchtern noch einen Jungen wünschte.

Ihr Hausarzt überwies sie an einen Gynäkologen. Dieser stellte viele Fragen – ob die Geburt ihrer Kinder problematisch gewesen sei, ob sie zeitweise unter Inkontinenz leide, ob sie regelmäßig Stuhlgang habe, ob sie ab und zu unter Blasenentzündungen leide und welche Medikamente sie einnehme. Er überprüfte auch ihren Urin, doch erst die vaginale Untersuchung ließ ihn die richtige Diagnose stellen. Margery hatte einen Gebärmuttervorfall im ersten Stadium, mit der Komplikation einer Dranginkontinenz.

Nachdem der Arzt herausgefunden hatte, daß sie ein reges Sexualleben führte und sich noch ein Kind wünschte, erklärte er ihr die in ihrem Fall in Frage kommenden Behandlungsmöglichkeiten. Eine Gebärmutterentfernung, die die Sache in Ordnung gebracht hätte, wurde ausgeschlossen, da sie dadurch jegliche Aussicht auf eine Schwangerschaft hätte begraben müssen. So trug sie drei Monate ein Ringpessar, in der Hoffnung, auf diese Weise die Gebärmutter an ihrem Platz zu halten. Dies ist bei einem leichten Vorfall manchmal erfolgreich, klappte bei Margery aber nicht.

Sie entschied sich für eine Operation, bei der die überdehnte Vagina repariert und die ebenfalls aus ihrer Position gerutschte Blase sowie die Harnröhre wieder in die richtige Lage gebracht wurden. Margery hatte Glück: Sie gehörte zu den 60 % der Frauen, bei denen solche Operationen gelingen – ihr Vorfall wurde korrigiert und die Inkontinenz hörte auf.

Fistel (Fistula)

Eine Fistel ist ein abnormaler röhrenförmiger Gang zwischen zwei Organen oder von einem Organ zur Körperoberfläche. Sie kann eine angeborene Fehlentwicklung sein, aber auch durch die Degeneration eines entzündlichen Prozesses oder einer Schwachstelle in einem Organ entstehen. In der westlichen Welt ist eine Fistel jedoch meist das Ergebnis einer Strahlenbehandlung bei Krebs oder eine direkte Auswirkung des Krebses selbst. Manchmal kann auch eine versehentliche Verletzung während einer Gebärmutterentfernung eine Fistel zur Folge haben.

In manchen Fällen – und das ist die gute Nachricht – heilen Fisteln spontan ab. Meist ist jedoch eine Behandlung angezeigt.

Eine *vesicovaginale* Fistel ist eine selten vorkommende Verbindung zwischen Blase und Vagina. Dadurch fließt Urin unter Umgehung des »Anti-Leck-Systems« der Harnröhrenschließmuskeln in die Vagina. Das Resultat ist eine ständige Inkontinenz. Die einzige wirksame Behandlung besteht in einem chirurgischen Eingriff, entweder durch die Vagina oder mittels eines Bauchschnitts.

Die *colovesicale* Fistel verbindet den Mastdarm und die Blase und verursacht eine ständige Inkontinenz durch den Mastdarm. Es besteht die Gefahr einer Infektion der Blase durch Kolibakterien. Vor einem chirurgischen Eingriff müssen daher Antibiotika eingenommen werden.

Myome

Myome sind häufig vorkommende gutartige Geschwülste der Gebärmuttermuskulatur. Sie treten einzeln oder zu mehreren auf. Obwohl an und für sich harmlos, können Myome doch zu Beschwerden führen, wenn sie auf umliegendes Gewebe drücken. So kann ein großes Myom die Harnröhre quetschen, was manchmal zu Harnverhalt oder Überlaufinkontinenz führt. Ebenso können Drang, Häufigkeit und Dranginkontinenz durch den Druck eines Myoms ausgelöst werden.

Andere mögliche Symptome sind schmerzhafte Monatsblutungen und ein starker Blutverlust.

Eher selten wird ein Myom von einem durch eine Scheidenentzündung verursachten Ausfluß aus der Vagina begleitet (siehe Seiten 35, 66–67).

Behandlung

Die beiden Hauptursachen für eine Gebärmutterentfernung *(Hysterektomie)* sind starke Blutungen aus der Gebärmutter ohne offensichtlichen Grund – und Myome. Myome selbst führen oft zu außergewöhnlich starken Blutungen, weil sie die Schleimhautoberfläche der Gebärmutter vergrößern. Das sicherste Mittel gegen Myome ist eine Hysterektomie, doch neben den psychischen Problemen, die ein solcher Eingriff oft mit sich bringt, bedeutet er auch den unwiderruflichen Abschied vom Kinderwunsch. Es gibt keine medikamentöse Behandlung, die Myome verschwinden läßt. Häufig ist jedoch ein kleinerer Eingriff, bei dem nur die Myome entfernt werden, erfolgreich. Dieser wird *Myomektomie* genannt.

Sue

Sues größtes Problem waren außergewöhnlich starke Monatsblutungen, die dazu noch schmerzhaft waren. Sie war erst 41 und hatte zu ihrem Entsetzen das Gefühl, eine Dranginkontinenz zu entwikkeln. Bei einer gynäkologischen Untersuchung fand die Ärztin heraus, daß ihre Gebärmutter besonders groß war und mehrere Myome aufwies. Weil Sue glaubte, ohne Gebärmutter keine richtige Frau mehr zu sein, entschied sie sich für eine Myomektomie. Ihre Blutungen waren daraufhin zwar nicht mehr so stark, aber sie litt nach wie vor unter Schmerzen. Sie sah den Wechseljahren freudig entgegen.

Multiple Sklerose

Multiple Sklerose (MS) ist eine der häufigsten Erkrankungen des zentralen Nervensystems. Kennzeichnend sind verstreute Entzündungsherde in Gehirn und Rückenmark, wodurch über die Nerven vermittelte Botschaften unterbrochen werden. Dies verursacht eine Reihe von Symptomen, wobei einige der unangenehmsten die Blase in Mitleidenschaft ziehen.

Weil die Kontrolle über die Blase nicht mehr richtig funktioniert, wird sie ihren beiden Aufgaben – dem Ansammeln von Urin bis zum Signal der Entleerung sowie der richtigen und vollständigen Entleerung – nicht mehr gerecht. Dies kann zwei gänzlich unterschiedliche Folgen haben:

- Ständig tröpfelnder Urin oder schubweiser Urinverlust, sobald die Blase sich zu füllen beginnt (häufiges Wasserlassen und Drang sind Teil des Syndroms)
- Man möchte und sollte Wasser lassen, doch weil die Botschaft nicht weitergeleitet wird, bleibt die Blase gefüllt

Im ersten Fall können verschiedene Medikamente, beispielsweise Oxybutynin, Erleichterung verschaffen. Außerdem helfen die üblichen Tricks, wie vor dem Schlafengehen nichts mehr zu trinken und Vorlagen zu benutzen. Es ist auch vernünftig, die Blase in regelmäßigen Abständen zu entleeren, beginnend vielleicht alle zwei Stunden (siehe Seite 120). Wenn die vollständige Entleerung der Blase Schwierigkeiten macht, ist die einzig wirklich hilfreiche Methode die Verwendung eines Katheters. Sich selbst zu katheterisieren ist nicht so schwer, wie es scheint, und nach nicht allzu langer Zeit hat man den Dreh heraus. Auf diese Weise läßt sich – und das ist der große Vorteil – ein hohes Maß an Selbständigkeit bewahren.

Weil die Entzündungsherde, die die Nervenbahnen unterbrechen, so willkürlich auftreten, gibt es bei MS keine spezifische Gruppe von Symptomen. Typisch sind jedoch *Dysarthrie,* Sprachstörungen, *Ataxie,* Unsicherheit beim Gehen und bei anderen Bewegungen, und *Ny-*

stagmus, ruckartige Bewegungen der Augäpfel nach einer Seite. Anzeichen, die auf MS hindeuten könnten, sind ein Kribbeln im Rückgrat und in den Gliedmaßen beim Vorbeugen des Nackens und eine Verstärkung dieser Symptome nach sportlicher Betätigung und bei Fieber.

Jeremy

Jeremy, 42 Jahre alt, hatte vor zwölf Jahren seinen ersten MS-Schub, der sich neben anderen Symptomen auch auf seine Augen auswirkte. Nach drei Monaten trat ein Stillstand ein. Von da an wechselten sich Schübe und Remissionen (Zeiten, in denen die Symptome nachlassen oder abklingen) ab; eine Remission kann Wochen oder gar Jahre dauern. Jeremy geht es seit vier Jahren gut – sein bisheriger Rekord. Eine Behandlung mit verschiedenen Medikamenten scheint ihm Erleichterung zu bringen, auch bei seinen Problemen mit dem Harnsystem. Eine Heilung gibt es allerdings nicht.

Schlaganfall

Ein Schlaganfall ist eine andere weitverbreitete Funktionsstörung, die das Gehirn und damit auch das Harnsystem angreift. Anders als MS ist der Schlaganfall leicht zu erkennen, die Symptome stellen sich innerhalb von Minuten ein und erreichen ihren Höhepunkt nach ein bis zwei Stunden. Ursache ist entweder die Blockierung einer Hauptschlagader oder eine Gehirnblutung, gewöhnlich in Zusammenhang mit hohem Blutdruck. In der Folge entsteht eine Hemiparese – eine Schwächung oder Lähmung einer Körperhälfte, meist linksseitig. Neben einer Reihe anderer möglicher Symptome kann es auch zu Sprachstörungen und dem Suchen nach dem richtigen Wort kommen.

Inkontinenz begleitet häufig die frühe Phase eines Schlaganfalles, muß aber nicht zwangsläufig anhalten. Die Probleme mit dem Harnsystem können sich verschärfen, wenn zum Beispiel die Mobilität aufgrund der Muskelschwäche eingeschränkt ist und die Toilette nicht rechtzeitig erreicht wird. Wer auf einer Seite die Fingerfertigkeit eingebüßt hat, kommt möglicherweise zudem mit seiner Kleidung, dem Benutzen des Toilettenpapiers oder der Urinflasche nicht zurecht. Auch Probleme beim Sprechen und Begreifen können bei der Kommunikation mit anderen Schwierigkeiten bereiten – das betrifft auch das Mitteilen des Bedürfnisses, auf die Toilette gehen zu müssen.

Die Zeit arbeitet nach einem Schlaganfall für die Betroffenen. Meist bessern sich alle Symptome innerhalb eines Jahres, doch es erfordert die Mitarbeit der Patienten. Äußerst hilfreich sind Physio- und Sprachtherapie, ergänzt durch eine Inkontinenz-Beratung, in der Beckenbodenübungen, Blasentraining und andere Tricks zur Verbesserung der Blasenkontrolle gelehrt werden.

7 Schwangerschaft und Geburt

Ganz allgemein kann man sagen, daß eine von drei Frauen irgendwann in ihren fruchtbaren Jahren mit Inkontinenz zu kämpfen hat. So kommt es in den ersten drei Monaten sowie im letzten Monat der Schwangerschaft und auch noch bis zu drei Monate nach der Geburt häufig zu Inkontinenz. Bei vielen Frauen löst eine Geburt eine chronische Neigung zu ungewolltem Harnverlust aus – es sei denn, es wird etwas aktiv dagegen unternommen.

Sehr früh in der Schwangerschaft, nämlich innerhalb von sieben Tagen nach der Empfängnis, noch bevor das Ausbleiben der Monatsblutung bemerkt wird, beginnen die Nieren, mehr Urin als üblich zu produzieren. Dies ist eine Reaktion auf die hormonellen Signale, die durch die aufregende neue Entwicklung in der Gebärmutter ausgesandt werden. Eine ganze Reihe von Veränderungen tritt ein, beginnend mit einem häufigeren Bedürfnis, die Toilette aufzusuchen. Dies geht nicht nur auf die größere Harnmenge zurück, sondern auch auf den Druck, den die sich vergrößernde Gebärmutter auf die Blase ausübt.

Das Schwangerschaftshormon Progesteron kommt ins Spiel. Es wirkt sich beruhigend auf die Stimmung aus und entspannt das weiche Gewebe im knöchernen Becken, die Muskeln und Bänder, die die Gebärmutter stützen und an ihrem Platz halten. Die Gelenke zwischen den Beckenknochen, die sich normalerweise wenig bewegen, werden in Vorbereitung auf die Geburt flexibler.

Unter den entspannten Muskeln sind auch die Schließmuskeln der Harnröhre, die die Blase normalerweise wasserdicht machen. So wächst die Gefahr, daß sie dem zunehmenden Druck nicht mehr vollständig standhalten. Die größer werdende Gebärmutter drückt auf die Blase. Dies kann zu Belastungsinkontinenz führen, bei der Urin beim Husten oder Lachen abgeht. Oft kommt es auch zu häufigerem Wasserlassen sowie Drang und in der Folge manchmal zu einer Dranginkontinenz.

In der Enge des Beckens wird von allen Seiten Druck auf die Blase ausgeübt, wodurch sie sich manchmal nicht mehr vollständig entleeren kann – ein teilweiser Harnverhalt ist das Ergebnis. Dies wiederum erhöht das Risiko einer Infektion und einer daraus resultierenden Blasenentzündung in der frühen Schwangerschaft.

Die morgendliche Übelkeit verliert sich so um die zwölfte Woche. Nun beginnt der angenehmste Abschnitt der Schwangerschaft. Die Gebärmutter tritt aus dem knöchernen Käfig des Beckens heraus, und der Druck auf die Blase läßt nach. In den folgenden zwei bis drei Monaten tritt Inkontinenz seltener auf. Erst in den Wochen vor der Entbindung ist wieder vermehrt mit ungewolltem Harnverlust zu rechnen. Normalerweise hört dies mit der Geburt des Kindes auf, doch über ein Drittel der frischgebackenen Mütter leidet noch bis zu drei Monaten nachher unter Inkontinenz.

Anne

Die 30jährige Anne war vor zwei Jahren mit John zusammengezogen. Seit sechs Monaten versuchten die beiden, Eltern zu werden. Anne hatte aufgehört, die Pille zu nehmen, und war enttäuscht, als nichts passierte. Ihr Arzt meinte, daß es nach dem Absetzen der Pille manchmal mehrerer Zyklen bedarf, bevor die Hormone wieder ihren Rhythmus gefunden hätten. Tatsächlich schien sich das Blatt zu wenden – Anne bemerkte als erstes Anfälle von Übelkeit, und zwar nicht nur am Morgen, sowie ein leichtes Prickeln in den Brüsten, die sich schwerer anfühlten. Zu den unterschiedlichsten Tageszeiten war sie müde, ja sogar erschöpft, und manchmal war ihr ein wenig schwindlig. Sie hatte einen eigenartigen metallischen Geschmack im Mund und mochte plötzlich keinen Kaffee mehr. Dafür entwickelte sie eine Leidenschaft für Gurkensandwiches. Der Schwangerschaftstest aus der Apotheke bestätigte, was sie aufgrund ihrer Symptome bereits ahnte.

So um die zwölfte Woche wurde ihr bewußt, daß sie häufiger als gewöhnlich die Toilette aufsuchte. In den nächsten ein oder zwei

Monaten normalisierte sich dies aber wieder. Später, als der Geburtstermin näherrückte, wuchs das Ungeborene schnell und Annes Bauch wurde immer größer. Sie verlor ab und zu etwas Urin, weil die Gebärmutter auf die Blase drückte, und ihre Toilettengänge wurden wieder zahlreicher. Die Geburt war dann nicht ganz einfach. Nachdem Anne einige Stunden in den Wehen gelegen hatte, wurde das Baby mit Hilfe der Geburtszange auf die Welt gebracht.

Oft hören Häufigkeit und Inkontinenz in dieser Phase auf. Anne gehörte jedoch zu den 30 bis 40 % der Mütter, die noch zwei bis drei Monate nach der Geburt unter unfreiwilligem Harnverlust zu leiden haben. Die Schließmuskeln der Harnröhre und die Muskeln des Beckenbodens waren durch die langen Wehen schwach geworden. Angeleitet durch eine Physiotherapeutin, begann Anne mit Übungen zur Stärkung der Beckenbodenmuskulatur. Um das Problem unter Kontrolle zu bekommen, mußte sie die Übungen viele Monate lang durchführen. Das Beste wäre gewesen, wenn sie bereits während der Schwangerschaft damit begonnen hätte, aber es ist nie zu spät, einen großen Nutzen aus Beckenbodenübungen zu ziehen.

In der Schwangerschaft und während der Geburt wird das Gewebe, von dem das Kind umgeben ist, stark gedehnt, was wiederum die Muskeln und Bänder des Beckenbodens und der Blase schwächt. Davon betroffen sind auch die den Blasenhals und die Harnröhre stützenden Strukturen, die besonders wichtig für die Erhaltung der Kontinenz sind. Bei der Geburt selbst kann Gewebe einreißen. Eine Folge von alldem ist, daß nahezu 50 % der Mütter in ihren mittleren Jahren zeitweise unter Inkontinenz leiden.

Die am häufigsten anzutreffende Form, die Belastungsinkontinenz, ist meist auf lange oder starke Wehen oder auf eine Zangengeburt zurückzuführen. Selbst ein Kaiserschnitt, der theoretisch das Gewebe schonen sollte, kann Unheil anrichten, besonders wenn es sich um den zweiten oder dritten Eingriff dieser Art handelt. Wenn das Kind den Geburtskanal zu schnell oder aber unter Schwierigkeiten passiert, können Nerven, die die Muskeln des Beckenbodens kontrollieren, beschädigt werden. Die Botschaften, die diese Nerven normalerweise übermitteln, kommen dann nicht mehr durch, und eine Entleerung der vollen Blase findet statt – ohne Rücksicht auf Zeit und Örtlichkeit.

Manchmal kommt es direkt nach der Geburt zu einem Harnverhalt, das heißt der Unfähigkeit, die Blase zu entleeren, insbesondere nach einer Lumbal- oder Periduralanästhesie, bei der das Betäubungsmittel in den Wirbelkanal gespritzt wird, was zu einem Verlust des Gefühls und der Schmerzempfindung im unteren Körperbereich führt. Die Lumbalanästhesie erfreut sich zunehmender Beliebtheit bei Frauen, die das Wunder der Geburt ohne Schmerzen bewußt erleben möchten. Sie wird auch bei Müttern angewandt, bei denen eine normale Anästhesie aufgrund eines Herz- oder Lungenschadens zu riskant wäre. Die Wirkung hält drei bis fünf Stunden an, wobei die Mutter bei vollem Bewußtsein bleibt. Ohne Empfindungen unterhalb der Gürtellinie hat sie allerdings für eine gewisse Zeit keine Kontrolle über ihre Blase. Ein weiterer Nachteil ist das leicht erhöhte Risiko einer Verletzung des Beckenbodens, weil man kein Spannen oder Reißen spürt.

Es gibt keine schnelle oder einfache Heilung bei Inkontinenz, genausowenig wie eine todsichere Prophylaxe. Es erfordert Zeit und Mühe, und die meisten von uns machen sich erst Gedanken, wenn die ersten Symptome auftauchen. Wenn Sie schwanger sein sollten oder die Absicht haben, schwanger zu werden, bereiten Sie Ihren Körper auf die besonderen Anforderungen vor, die auf ihn zukommen. Das wichtigste dabei ist, den Beckenboden, der am meisten beansprucht wird, durch gezielte Übungen zu kräftigen. Je früher Sie damit beginnen, desto besser. Manche Gynäkologen sind sogar der Meinung, daß alle Mädchen diese Übungen in der Pubertät lernen sollten.

Beginnen Sie für den Anfang damit, den Körper allgemein fit zu halten, indem sie ihn regelmäßig bewegen. So sind flotte Spaziergänge von 30 bis 40 Minuten jeden zweiten Tag oder ein Besuch im Schwimmbad zwei- bis dreimal in der Woche ein ausgezeichnetes Training. In manchen Schwimmbädern werden spezielle Kurse für Frauen vor und nach der Geburt angeboten. Ein Muß sind auch gesunde Ernährungsgewohnheiten, wozu eine vielseitige Kost mit möglichst wenig Fett und Zucker gehört.

Beckenbodenübungen

Sie sind das wirksamste Mittel, Inkontinenz zu verhindern oder eine bereits verlorengegangene Kontrolle wiederzuerlangen. Im Jahr 1948 hat Dr. Arnold Kegel von der University of California in Los Angeles eine Reihe von Übungen ausgearbeitet, die die empfindsamen, unsichtbaren Muskeln des Beckenbodens kräftigen, damit sie ihre Aufgabe so gut wie möglich erfüllen können. Er hat damit Millionen von Frauen mit akuten oder potentiellen Harnproblemen ein Mittel von unschätzbarem Wert zur Verfügung gestellt. Starke Muskeln sind die beste Schutzmaßnahme gegen Überdehnungen und die sich daraus ergebende Anfälligkeit für Inkontinenz.

Erwarten Sie, wenn Sie zu üben beginnen, keine umgehenden Wunder. Die Übungen müssen mehrere Monate täglich gemacht werden und danach, um die erzielte Kräftigung der Muskeln aufrechtzuerhalten, in einer etwas lockereren Form weitergeführt werden – ein Leben lang. Lassen Sie sich nicht entmutigen, wenn Sie im ersten Monat vielleicht noch keine Besserung erkennen können. Die Übungen haben vielen Frauen aller Altersstufen geholfen.

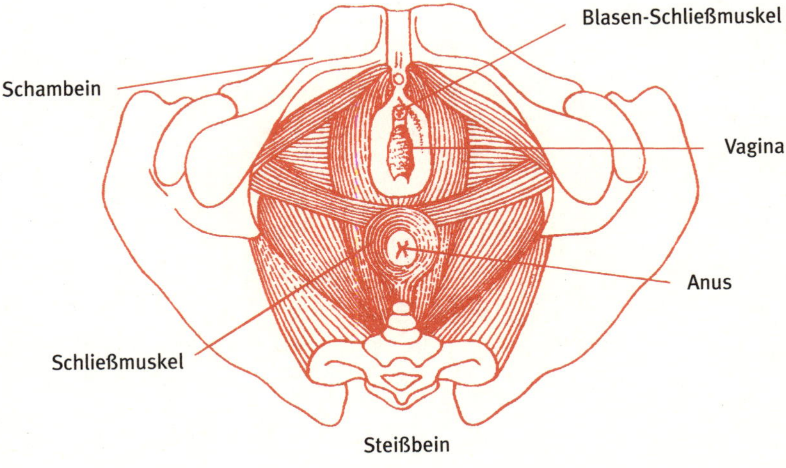

Die Beckenbodenmuskulatur

8 Die Schwachstelle finden

Sie benötigen Hilfe, wenn Sie die Kontrolle über Ihren Urin verlieren und es für Sie zu einer Plage wird, die Sie in Verlegenheit bringt. Der erste Schritt besteht darin, einen Termin bei Ihrer Ärztin oder Ihrem Arzt zu vereinbaren. Machen Sie sich keine Sorgen, was er wohl denken könnte, wenn Sie Ihre Beschwerden schildern. Mindestens die Hälfte seiner älteren Patienten oder vielmehr Patientinnen – und eigentlich jede Frau über 40 – kann dieselben Sorgen haben, auch wenn sie nicht darüber redet. Sie sind nicht allein mit dem Problem. Ihr »Auffangnetz« kann aus folgenden Menschen bestehen:

- Hausarzt
- Gemeindeschwester
- Inkontinenzberater
- Hebamme (bei Schwangerschaften)
- Physiotherapeut (Übungen und Massagen)
- Spezialisten:
  Urologe (Harnsystem)
  Gynäkologe (Frauenleiden)
  Geriatriker (Altersprobleme)

Nachdem der Arzt Ihre Krankengeschichte aufgenommen hat, wobei er sich nach Ihrem Befinden und Ihren Symptomen erkundigt, folgt eine körperliche Untersuchung. Diese umfaßt Herz, Lunge, Bauchraum und Gelenke und in Ihrem speziellen Fall die Unterleibsorgane, um einer eventuellen Senkung auf die Spur zu kommen und die Stärke des Beckenbodens zu überprüfen. Falls Ihre Symptome es nahelegen, kommt noch eine neurologische Untersuchung dazu, um herauszufinden, ob die Übermittlung der Botschaften vom Gehirn zur Blase richtig funktioniert.

Analyse des Urins

Eine Urinprobe, vorzugsweise aus dem Mittelstrahl gewonnen, wird auf Eiweiß, Zucker und Säure geprüft, und zudem wird die Konzentration des Urins bestimmt. Dazu wird ein mit einer Chemikalie imprägnierter hölzerner Spatel in den gesammelten Urin getaucht. Er zeigt eine Farbreaktion, wenn Zucker oder Eiweiß vorhanden ist. Wenn eine Infektion besteht, wird der Urin unter dem Mikroskop auf Bakterien untersucht. Fällt dieser Test positiv aus, wird eine Kultur angelegt, das heißt, die Bakterien werden auf einem besonderen Nährboden gezüchtet, um dann zu prüfen, welche Antibiotika diesen speziellen Bakterienstamm abtöten.

Fünf-Tage-Buch oder Häufigkeit/Volumen-Tabelle

Messen Sie fünf Tage alle Flüssigkeit, die Sie trinken, und notieren Sie sich dies. Schreiben Sie ebenfalls auf, wie oft Sie in dieser Zeit auf die Toilette gehen und wieviel Urin Sie in 24 Stunden ausscheiden.

Tina

Die 50jährige Tina war ziemlich korpulent. Seit einiger Zeit trank sie mehr als üblich, weil sie ständig durstig war. Wie sich bei einem Test herausstellte, enthielt ihr Urin Zucker – es sprach also alles dafür, daß sie unter Diabetes litt, eine Diagnose, die nicht zuletzt deswegen nahe lag, weil auch ihre Mutter Diabetikerin war.

Lorna

Lorna war 65 Jahre alt. Sie lebte in der ständigen Angst, ihr könnte ein peinlicher »Unfall« passieren. Sie hatte vier Kinder zur Welt gebracht, die letzte Geburt war lang und schwierig gewesen. Dies alles hatte ihre Beckenbodenmuskulatur und die Muskeln des Blasenhalses geschwächt, die für das Verhindern eines ungewollten Harnverlustes so wichtig sind. Während der Wechseljahre begann Lorna unter einer Belastungsinkontinenz zu leiden, die immer schlimmer wurde. Um möglichst wenig Harn zu verlieren, verringerte sie ihre tägliche Trinkmenge. Nach vier Uhr nachmittags trank sie rigoros gar nichts mehr. Dann begann sie eine Dranginkontinenz zu entwickeln.

Der Fünf-Tage-Test zeigte, daß ihr Urin übermäßig konzentriert war und dadurch die Blase irritierte. Sie reagierte mit Drang und vermehrter Häufigkeit. Der konzentrierte Urin machte ihre Blase auch empfänglicher für Blasenentzündungen, weil sie mit so wenig Flüssigkeit nicht richtig durchgespült wurde.

John

John war 60, als er Probleme mit der Prostata bekam. Er hatte Schwierigkeiten, seine Blase zu entleeren. Oft blieb etwas Restharn zurück. Er suchte den Arzt auf, weil er immer häufiger die Toilette aufsuchen mußte und beim Wasserlassen einen stechenden Schmerz empfand. Bei der Überprüfung seines Urins unter einem Mikroskop zeigten sich Bakterien, die auf eine Blasenentzündung hinwiesen – eine Diagnose, die schnell und einfach zu stellen ist.

Der Nachweis von Harnverlust

Die ausgeschiedene Harnmenge in einem Gefäß zu sammeln und zu messen, ist einfach. Schwieriger wird es, wenn der Harn in eine Vorlage sickert oder schlimmer noch – in den Slip.

Der Vorlagen-Test

Wiegen Sie eine trockene Vorlage. Tragen Sie dann diese Vorlage eine Stunde lang bei voller Blase. Testen Sie, welche Auswirkungen Sitzen, Stehen, Treppensteigen und sonstige körperliche Anstrengungen haben. Am Schluß waschen Sie sich noch die Hände unter fließendem Wasser. Und nun wiegen Sie die Vorlage erneut, um herauszufinden, wieviel Urin ausgelaufen ist. Sie können auch herausfinden, welche Aktivitäten den größten Harnverlust auslösen.

Urodynamik

Unter der Bezeichnung Urodynamik versteht man Standardtests, nach denen das Funktionieren der Blase beurteilt werden kann. Sie werden in der urologischen Abteilung der Krankenhäuser vorgenommen, sind nicht schmerzhaft, können aber als unangenehm und peinlich empfunden werden. Mit voller Blase wird in eine besonders ausgerüstete Toilette uriniert, wobei die Fließgeschwindigkeit des Urins gemessen wird. Danach wird ein Sensor über die Harnröhre in die Blase und ein weiterer in den Mastdarm eingeführt, um dort den jeweiligen Druck zu messen. Die Blase wird dann über einen Katheter in nicht mehr als fünf Minuten mit einer warmen Kochsalzlösung gefüllt. Dabei wird bei den verschiedenen Füllstadien der Druck im Inneren der Blase gemessen. Die durch den Sensor im Mastdarm abgelesenen Werte übermitteln den im Hintergrund entstandenen Druck.

Mit der vollen Blase werden Betätigungen wie Husten, Heben oder Hüpfen ausgeführt, um deren Auswirkung auf den Druck zu beurteilen. Bei jedem Harnverlust wird der aktuelle Druck angezeigt. Zum Schluß wird die Blase wieder in der Spezialtoilette entleert, wobei die Fließgeschwindigkeit bei den verschiedenen Druckverhältnissen gemessen wird. Dieser gesamte urodynamische Prozeß dauert 20–25 Minuten. In manchen Kliniken darf sich die Blase auf natürliche Weise füllen. In diesem Fall dauert das Ganze ungefähr vier Stunden.

Video-Urodynamik

Bei der Video-Urodynamik wird der oben beschriebene Vorgang durch Röntengenaufnahmen überwacht. Dadurch werden Informationen über den Blasenhals bei Harnverlust während eines Hustenanfalls oder einer anderen Aktivität gewonnen (Belastungsinkontinenz). Dies ist besonderes dann angebracht, wenn es den Zustand nach einer Operation am Unterleib oder einer komplizierten Geburt zu beurteilen gilt.

Ambulante Urodynamik

Bei diesem Verfahren trägt der Patient ein portables Aufnahmegerät mit sich, um einen Harnverlust zu entdecken, während sich die Blase normal füllt. Dies dauert normalerweise ungefähr vier Stunden. In dieser Zeit verrichtet man sein gewohntes Tagewerk, notiert sich aber, was man gerade macht. Wenn die Blase gefüllt ist, werden verschiedene Betätigungen durchgeführt, die Inkontinenz hervorrufen könnten. Dieses Vorgehen kann insbesondere bei der Diagnose einer Belastungsinkontinenz helfen.

Uroflowmetrie

Die volle Blase wird über einen Trichter in einen Durchflußmesser entleert. Dabei wird aufgezeichnet, welche Fließgeschwindigkeit maximal erreicht und welche Zeit dazu benötigt wird. Außerdem wird die Durchschnittsgeschwindigkeit ausgerechnet. Für den Test benötigt man ungefähr 30 Minuten. Eine langsame Fließgeschwindigkeit kann auf eine fehlerhafte Kontraktion der Blase, einen Stein oder eine andere Behinderung in der Harnröhre hinweisen.

Zystometrie

Bei der Zystometrie wird der Druck innerhalb der Blase bei unterschiedlicher Füllungsmenge gemessen. Bei Beginn der Untersuchung muß die Blase leer sein. Drucksensoren werden in die Blase und den Mastdarm eingeführt. Danach wird die Blase mit einer warmen Kochsalzlösung gefüllt und während des Einfüllens der Druck gemessen. Der Druck der vollen Blase wird ebenfalls gemessen, und zwar während körperlicher Betätigungen wie Hüpfen, Bücken, Husten und Lachen. Am Ende wird die Blase in eine Toilette entleert, die den Blasendruck während des Urinierens mißt.

Video-Zystrometrie

Bei der Video-Zystometrie oder Video-Zystometrographie wird der oben beschriebene Vorgang durch Röntgenaufnahmen überwacht. Dabei wird ein Kontrastmittel in die Kochsalzlösung gegeben. Dies ist die beste Methode, um zwischen Belastungs- und Dranginkontinenz zu unterscheiden oder die Kombination von beidem festzustellen.

Urethrale Druckprofilometrie

Hierbei wird der Druck in der Blase mit dem Druck in der Harnröhre verglichen. Durch einen Katheter wird eine Kochsalzlösung in die Blase gespült. Dieser Katheter wird durch einen ersetzt, der zwei Sensoren enthält, einen zur Druckmessung in der Harnröhre, den anderen zum Messen in der Blase. Ist der Druck in der Blase stärker als derjenige in der Harnröhre, tritt Urin aus. Der letzte Schritt besteht darin, den Harnröhrensensor langsam herauszuziehen und dabei in Intervallen den Druck abzulesen. Größerer Druck in der Blase kann verschiedene Ursachen haben. Manchmal hat eine Blasenentzündung durch eine Vernarbung eine enge Stelle hinterlassen. Andere Gründe für eine Verengung sind bei Männern der Druck durch die Prostata und bei Frauen durch ein Myom. Auch ein Stein kann sich in der Harnröhre festsetzen. Dadurch wird auf der Blasenseite des Steins Druck aufgebaut, während nach außen wenig oder gar kein Druck vorhanden ist.

Pauline

Die 40jährige Pauline war besorgt. Beim Wasserlassen kam ihr Harnstrahl nur noch schwach. Ihr Arzt vermutete eine teilweise Blockierung, denn Pauline hatte in den vorangegangenen ein, zwei Jahren mehrere Male unter einer Blasenentzündung gelitten; vermutlich hatte rauhes, vernarbtes Gewebe einige der Muskelzellen der Blase und Harnröhre ersetzt. Dies wurde durch eine urethrale Druckprofilometrie bestätigt. Während des letzten Teiles des Tests, des schrittweisen Entfernens des Sensors, mußte Pauline ganz still liegen. Es war unangenehm, aber schmerzlos.

Sich ein Bild machen

Ein Bild hilft herauszufinden, was nicht stimmt. Leider zeigt eine einfache Röntgenaufnahme nur die Knochen und nicht das bei Inkontinenz betroffene weiche Gewebe der Blase, der Harnleiter und der Niere. Es gibt verschiedene Arten, dieses Problem zu lösen:

Intravenöses Urogramm

Ein Röntgenkontrastmittel wird in die Armvene gespritzt. Unter Röntgenkontrolle kann man verfolgen, wie es über die Nieren durch die Harnleiter in die Blase fließt. Dabei lassen sich Abnormalitäten aufspüren. Weiter kann man prüfen, ob der Urin falsch fließt, nämlich von der Blase zu den Nieren.

Ultraschall

Eine Ultraschallaufnahme, bei der unhörbare Schallwellen von den verschiedenen Körperorganen zurückgeworfen werden, kann Abnormalitäten in der Blase oder den Nieren aufspüren. Auch das Urinvolumen in der Blase läßt sich auf diese Weise bestimmen. Die Untersuchung ist völlig schmerzfrei, und der Patient erhält ein Bild zum Mitnehmen. Am häufigsten wird Ultraschall eingesetzt, um ein ungeborenes Kind zu betrachten.

Blasenspiegelung (Zystoskopie)

Dank einem optischen Instrument, das ähnlich aufgebaut ist wie ein Fernrohr und durch die Harnröhre geschoben wird, läßt sich ein Blick in das Innere der Blase werfen. Das sogenannte Zystoskop zeigt Steine, Entzündungsherde oder Tumore. Es kann starr oder flexibel sein. Mit einem starren Instrument kann eine Schleimhautprobe entnommen werden (Biopsie).

Die Untersuchung erfolgt unter Vollnarkose oder lokaler Betäubung. Nach der Prozedur, ob mit starrem oder flexiblem Spiegel vorgenommen, kann das Wasserlassen noch einige Tage leichte Schmerzen verursachen. In den ersten 24 Stunden nach einer Zystoskopie sollte viel Wasser getrunken werden. Um möglichen Infektionen vorzubeugen, verabreichen manche Urologen routinemäßig ein Antibiotikum.

Kernspintomographie (MR-Tomographie)

Bei der Kernspintomographie, auch Magnet-Resonanz-Tomographie genannt, werden Kopf und Körper mit Hilfe von Magnetfeldern und Radiowellen einer Untersuchung unterzogen. Dabei werden Abnormalitäten im Gehirn oder Nervensystem aufgespürt, die zu Inkontinenz führen können, wenn sie die normalen Nervenbotschaften unterbinden. Die Untersuchung beginnt mit der Injektion eines Kontrastmittels, das die fraglichen Bereiche sichtbar macht. Der Patient ruht auf einer Liege, die in eine Röhre gefahren wird. Diese Röhre besteht u. a. aus einem großen starken Magneten und einer Art Sende- und Empfangsgerät, das die empfangenen Signale durch ein computergestütztes Rechenverfahren in Bilder umsetzt. Ein geschultes Auge kann daraus Fehler bei der Arbeit des Nervensystems erkennen. Manche Leute finden die Untersuchung durch den beengten Raum etwas beklemmend, ansonsten ist sie aber mit keinen körperlichen Unannehmlichkeiten verbunden.

Elektromyographie

Bei der Elektromyographie wird die elektrische Aktivität von Muskeln gemessen. Die Schließmuskeln der Harnröhre, die wie eine Ziehschnur funktionieren, sind für die Dichtigkeit der Blase von größter Wichtigkeit. Die elektrische Spannung in den Muskeln wird von Elektroden aufgenommen. Dabei gibt es zwei Verfahren:

- Eine Oberflächenelektrode wird durch einen Katheter in die Harnröhre eingeführt und ist in Kontakt mit deren Schleimhaut.
- Eine Nadelelektrode, die genauer ist und eine feine Nadel enthält, wird durch die Haut oder Vagina in den Harnröhrenschließmuskel eingeführt.

Die Elektrode ist mit einem Gerät verbunden, das die elektrische Aktivität im Muskel als Kurve auf dem Bildschirm zeigt und Spannungsschwankungen über einen Lautsprecher in Geräusche umsetzt. Für eine weitere Beurteilung der Stärke des Harnröhrenschließmuskels muß manchmal während der Untersuchung uriniert werden. Wenn sich die Schließmuskeln als schwach erweisen – ein häufiger Befund, besonders nach der Geburt von Kindern –, ist man besonders empfänglich für Belastungsinkontinenz.

9 Der Umgang mit Inkontinenz

Hilfen und Hilfsmittel

Wer unter Inkontinenz leidet, hat vor allen Dingen ein gesellschaftliches Problem. Man fühlt sich nur in der Nähe einer Toilette wohl und wird ständig von der Angst geplagt, die Blasenkontrolle könnte einen in der Öffentlichkeit im Stich lassen. Die beste Lösung ist, das Problem aus der Welt zu schaffen, und in vielen Fällen ist dies auch möglich – manchmal durch monatelanges Üben, gelegentlich durch Medikamente und in einigen Fällen auch durch eine Operation.

Es gibt keine schnelle Heilung, aber es gibt Hilfen und Hilfsmittel, die sofort zur Verfügung stehen. Sie erlösen nicht von der Inkontinenz, helfen jedoch, besser mit ihr zurechtzukommen und wieder mehr Freude am gesellschaftlichen Leben zu haben.

Vaginale Verschlußvorrichtungen

Sie haben sich vielleicht schon oft gewünscht, Ihre Blase einfach mit einem Stöpsel verschließen zu können. Solche Hilfsmittel gibt es tatsächlich, speziell für jüngere Frauen unter 45, die viel Sport treiben. Zwei Methoden stehen zur Verfügung:

- Vaginal-Schwamm

Die Harnröhre kann durch einen in die Vagina eingeführten Schwamm blockiert werden. Der Schwamm wird befeuchtet, ausgedrückt, bis er trocken ist, und anschließend mit einem Applikator in die Vagina eingesetzt. Er wird so angebracht, daß sich der Blasenhals aufrichtet. Dadurch können die Schließmuskeln der Harnröhre besser arbeiten. Der Schwamm dehnt sich in der Vagina aus und drückt auf die Harnröhre, wodurch ein Harnverlust verhindert wird. Das Ganze ist so einfach wie das Einsetzen eines Tampons. Der Schwamm sollte jedoch nicht länger als nötig getragen werden (beispielsweise nur so lange, bis ein Spiel oder eine Übungssequenz beendet ist). Bleibt er zu lange an seinem Platz, trocknet er die Vagina aus, und die empfindliche Schleimhaut wird wund.

- Harnröhren-Stöpsel

Ein kleiner Silikonstöpsel wird in die Öffnung der Harnröhre eingeführt, wo er wie jeder andere Stöpsel funktioniert. Ein winziger Ballon hält ihn an seinem Platz. Dieser wird, sobald er die Blase erreicht hat, durch eine Spritze aufgeblasen. Es braucht etwas Geschick, den Ballon einzuführen und auch wieder zu entfernen; möglicherweise braucht man dazu Hilfe. Solange der Stöpsel an seinem Platz ist, kann kein Wasser gelassen werden, das heißt, er kann nur eine begrenzte Zeit benutzt werden. Er verhindert jeglichen Harnverlust und wird nur bei anstrengenden sportlichen Betätigungen verwendet, wie Aerobic oder Läufen.

Vorlagen und Spezialslips

Die oben beschriebenen Verschlußvorrichtungen sind jüngeren, sportlichen Frauen vorbehalten. Für die große Mehrzahl der Inkontinenten sind Vorlagen und spezielle Slips die Hilfsmittel erster Wahl.

Vorlagen

Vorlagen gibt es in allen Größen, Formen und Ausführungen. Die meisten haben eine saugfähige Innen- und eine wasserdichte Außenseite. Oft ist an der Außenseite ein Klebeband angebracht, mit dem sie sich am Slip befestigen lassen. Manche Vorlagen sind rechteckig, andere einer Sanduhr ähnlich geformt, damit sie bequem zwischen den Beinen liegen. Große Vorlagen fühlen sich in dieser Form auch nicht so sperrig an. Sie sind jedoch schwieriger zu handhaben und zu entsorgen. Deshalb ist es oft besser, kleinere zu benutzen und öfter zu wechseln – ausgenommen natürlich während der Nacht.

Vorlagen bestehen nicht nur aus Füllmaterial. Die meisten enthalten einen stark absorbierenden Puder, der sich in ein Gel verwandelt, sobald er mit Flüssigkeit in Kontakt kommt.

Spezialslips

Es gibt Slips mit einer Tasche, in die die Vorlage geschoben werden kann. Sie sind in der gefährdeten Zone wasserdicht; eine Einweg-Auflage über der Tasche soll die Haut trocken halten. Dieses System ist jedoch nur empfehlenswert bei leichter bis mittelstarker Inkontinenz.

Über größere Saugkraft verfügen Einmal-Slips mit eingearbeiteten Vorlagen. Sie sind wie riesige Pampers und werden vorwiegend nachts benutzt, aber auch tagsüber bei starker Inkontinenz, wie zum Beispiel bei einer Fistel oder einem falschen Ausgang. Sie sind ebenfalls nützlich bei rektaler oder doppelter Inkontinenz. Durch ihre Größe lassen sie sich außer Haus nicht besonders diskret tragen, transportieren und entsorgen. Sie sind relativ teuer, werden aber unter Umständen von der Krankenkasse bezahlt.

Waschbare Unterhosen mit eingearbeiteter Vorlage bestehen aus einem saugfähigen Material. Sie sehen auf den ersten Blick wie normale Slips aus, doch der Zwickel hat eine wasserdichte Außenseite. Sie eignen sich nur für Mädchen oder Frauen, die selten Harn verlieren, aber »für den Fall eines Falles« geschützt sein wollen. Die Vorlage und der Slip können maximal eine kleine Tasse Urin absorbieren. Dies bedeutet in der Praxis, daß die Trägerin sich nur trocken fühlt, wenn höchstens die Hälfte dieser Menge in die Unterhose geht.

Plastik-Slips sind nicht nur wasserdicht, sondern praktisch auch luftdicht. Sie werden sowohl von Urologen, Gynäkologen, Geriatrikern als auch von Hausärzten abgelehnt, weil sie unangenehm zu tragen sind, die Haut darunter schwitzt und wund wird. Außerdem erzeugen sie beim Bewegen ein peinlich raschelndes Geräusch. Ihr einziger Vorteil besteht darin, daß sie billig, waschbar und mit der entsprechenden inneren Ausstaffierung auch ziemlich effektiv sind.

Die Haut leidet unter häufigem Kontakt mit Urin. Besonders empfindlich ist sie bei sehr alten oder bettlägerigen Menschen. Talkumpuder verschlimmert den Schaden, weil er durch seine feine Konsistenz in die Haut eindringen kann. Auch parfümierte Lotionen können die Haut reizen. Wie bei Babys schützen zink- oder rizinusölhaltige Salben die Haut in den betroffenen Zonen am besten.

Kleidung

Gummizüge und Klettverschlüsse erleichtern den Kampf mit Hosen und Jeans, wenn man dringend die Toilette aufsuchen muß. Direkt auf der Haut wird Baumwolle am besten vertragen. Synthetische Stoffe trocknen zwar schneller nach dem Waschen, fühlen sich aber auf der Haut mitunter nicht so angenehm an.

Betten und Stühle

Ein Alptraum für jeden Inkontinenten ist es, während des Schlafes unwissentlich das Bett zu nässen. Die Matratze riecht dann nach Urin und ist möglicherweise ruiniert. Dieselbe Gefahr – wenn auch in kleinerem Umfang – droht bei Stühlen und Polstern. Eine wasserdichte Matratzenauflage und atmungsaktive Materialien zum Schutz von Kissen, Deckbetten und Polstern sind gut für den Seelenfrieden. Matratzenauflagen aus Gummi können jedoch übermäßig wärmen und dadurch starkes Schwitzen verursachen. Waschbare, saugfähige textile Auflagen sind praktischer. Man kann direkt darauf liegen oder ein saugfähiges Einmal-Laken darüber legen.

Ein solches Arrangement kann allerdings Schwierigkeiten bereiten, wenn das Bett mit jemandem geteilt wird. Die Nachtwäsche saugt die Feuchtigkeit auf, und der Körper wird kalt und klamm. Wer sich in der Nähe befindet, wird davon in Mitleidenschaft gezogen. Um dieses Problem zu umgehen, schläft man am besten nackt oder nur mit einem Oberteil bekleidet.

Bettalarm

Es gibt Matratzenauflagen, die klingeln oder summen, sobald sie in Kontakt mit Wasser oder Urin kommen. Sie funktionieren nach demselben Prinzip wie die »Klingelmatratzen« bei Kindern, die trotz voller Blase nicht aufwachen. In beiden Fällen ist das Ziel, beim Schlafenden die automatische Gewohnheit zu entwickeln, aufzuwachen, bevor das Bett naß ist.

Bettpfannen, Urinale und Bettstühle

Bettpfannen und Urinale

Normale Bettpfannen werden nur in Krankenhäusern oder Pflegeheimen benutzt. Anders sieht es mit den kleinen, leicht zu transportierenden Urinalen aus. In sie kann die Blase, wo immer man sich gerade befindet, entleert werden. Sie sind praktisch auf Reisen, aber auch nachts oder morgens, wenn man aufwacht und nicht schnell genug die Toilette erreichen kann.

Kleine und größere Urinale gibt es in allen möglichen Arten. Gewöhnlich handelt es sich um eine Flasche. Bei Frauen muß auf den Flaschenhals eine der weiblichen Anatomie angepasste Erweiterung angebracht werden. Es gibt aber auch Flaschen, die von vornherein auf die Bedürfnisse von Frauen ausgerichtet sind. Neu auf dem Markt ist ein Urinal, das aus einem dem weiblichen Körper angepassten Plastikring besteht, der vorne mit einem Griff ausgestattet ist. Über den Ring wird ein Plastikbeutel mit einer elastischen Öffnung gezogen, in den dann uriniert wird. Anschließend wird der Beutel abgenommen, wasserdicht verschlossen und an einem geeigneten Ort entleert. Er kann weggeworfen oder ausgewaschen und wieder benutzt werden. Der große Vorteil ist, daß dieses Urinal in jede Handtasche paßt.

Bettstühle

Dieses viktorianisch anmutende Möbelstück ist ein Geschenk des Himmels für all jene, die zu Hause nicht schnell genug die Toilette erreichen. Heute sehen die meisten dieser Vorrichtungen wie normale

Stühle aus. Es gibt eine große Spannbreite, was Qualität und Preis anbelangt. Bevor Sie einen kaufen, sollten Sie ausprobieren, welcher für Sie der richtige ist. Beim Sitzen sollten die Fußsohlen flach auf dem Boden aufliegen, und die Form sollte Ihrer Anatomie entsprechen, damit beim Wasserlassen nichts über den Rand läuft oder spritzt.

Die meisten Bettstühle können auch als normale Stühle benutzt werden. Sie haben Armstützen und Rückenlehnen und sind stabil gebaut. Manche sind so gestaltet, daß sie auf eine normale Toilette passen – sie haben Räder und einen entsprechenden oberen Teil. Ein Bettstuhl auf Rädern kann von einem Raum in den anderen gefahren werden, vielleicht für den Tag- und Nachtgebrauch.

Manchmal werden ein Bettstuhl und ein tragbares Urinal gebraucht, zum Beispiel nach einer Hüftoperation. Es gibt Sanitätshäuser u. ä., die einen Leihservice anbieten, der Patienten Bettstühle und andere Hilfsmittel zur Verfügung stellt. Ihr Personal ist meist sehr bemüht und hilfsbereit, deshalb sollte man nicht zögern, Rat einzuholen.

Medikamente

Ein Wundermittel, das Inkontinenz heilt, gibt es leider nicht. Doch die pharmazeutische Industrie geht mit großer Zuversicht davon aus, in den nächsten zehn Jahren immer wirksamere urologische Medikamente entwickeln zu können. Gegenwärtig gibt es bereits Medikamente gegen häufiges Wasserlassen, plötzlichen Harndrang sowie Dranginkontinenz, die durch einen instabilen Blasenmuskel hervorgerufen werden.

Neben der überaktiven Blase kennen wir noch die neuropathische Blase, die sich zu unpassenden Zeiten entleert. Bei dieser Blase funktioniert die Nervenkontrolle nicht richtig. Ursache kann ein Schaden bei der Geburt sein, eine Unterleibsoperation oder eine Nervenstörung, die das Rückenmark oder das Gehirn angreift, wie beispielsweise ein Schlaganfall. Auch Diabetes kann sich ähnlich auswirken.

Eine Reflex-Inkontinenz entsteht, wenn sich ein überaktiver Blasenmuskel zusammenzieht und die sich füllende Blase entleert, ohne zu warten, bis sie hierzu die Erlaubnis bekommt.

Anticholinergika

Bei all diesen Leiden helfen Anticholinergika. Sie blockieren die von den autonomen Nerven an den Blasenmuskel durchgegebene Botschaft, sich zusammenzuziehen und die Blase zu entleeren. Wenn sich der Muskel entspannt, läßt der Druck in der Blase nach und ihre Kapazität erhöht sich.

Am häufigsten verordnet wird Oxybutynin (zum Beispiel *Cystonorm, Dridase),* ein gut eingeführtes Anticholinergikum. Das Mittel ist in den Stärken 2,5–3 mg und 5 mg auf dem Markt. Die maximale Dosis sind vier Tabletten pro Tag, wobei bei älteren Patienten die niedrigere Stärke genommen wird. Leider kann das Medikament neben seinen positiven Seiten (Verringerung der Häufigkeit und der Dringlichkeit) auch unerwünschte Auswirkungen auf andere Organe haben, wie:

- verschwommenes Sehen
- Verstopfung
- Mundtrockenheit
- entzündete, trockene Augen
- Sodbrennen
- Magenbeschwerden
- Herzklopfen
- Nervosität
- Müdigkeit, Benommenheit

Gelegentlich kann das Anticholinergikum auch zu stark wirken. Wenn der Blasenmuskel bei einer Geburt überdehnt wurde oder wenn er anlagebedingt schwach ist, kann die Wirkung des Medikaments, nämlich die Stärke der Kontraktionen zu verringern, Schwierigkeiten beim Wasserlassen verursachen. Dies kann zu Harnverhalt führen.

Es ist nicht ratsam, Anticholinergika einzunehmen, wenn man unter einem Glaukom (grünem Star), einer Herzkrankheit oder erhöhtem Blutdruck leidet, da sich im Körper mehr Wasser ansammelt, wenn weniger Urin als gewöhnlich ausgeschieden wird. Dies erhöht den Druck, und das wiederum belastet den Kreislauf zusätzlich. Schädliche Auswirkungen können diese Medikamente auch bei Männern mit einer vergrößerten Prostata haben sowie bei Menschen, die häufig trizyklische Antidepressiva einnehmen: Da diese Antidepressiva ähnliche Eigenschaften wie die Anticholinergika besitzen, nimmt man faktisch die doppelte Dosis zu sich.

All dies klingt etwas beängstigend, doch in Wirklichkeit leidet man meist nur unter wenigen Nebenwirkungen, und dann oft in einer leichten Form. Erfreulicherweise sind seit kurzem zwei neue Mittel auf dem Markt, die, obwohl sie genauso effektiv sind, weniger Nebenwirkungen aufweisen. Es handelt sich dabei um Tolterodin *(Detrusitol)* und Propiverin *(Mictonetten)*. Manchmal wird statt der Standardanticholinergika das Antidepressivum Amitriptylin verordnet. Es hat zwar weniger Nebenwirkungen, ist aber nicht so effektiv.

Anticholinergika und trizyklische Antidepressiva werden auch Bettnässern jeglichen Alters ab dem 12. Lebensjahr verordnet. Ebenso helfen sie Erwachsenen, die zwar kontinent sind, nachts jedoch häufig aufwachen, weil sie den Drang verspüren, Wasser lassen zu müssen.

Spasmolytika und synthetische Hormone

Zwei andere Arten der Medikation, Flavoxat und Desmopressin, ein Spasmolytikum und ein entsprechendes Hormon-Analogon, verringern die Symptome einer instabilen Blase.

Bei Flavoxat *(Spasuret)* beträgt die Dosis dreimal täglich eine Tablette von 200 mg. Es eignet sich besonders zur Beruhigung der Blase nach einem leichten Katheter-Trauma oder wenn das Wasserlassen aus irgendeinem Grund schmerzhaft ist. Es ist in denselben Fällen angezeigt wie Anticholinergika und kann auch ähnliche Nebenwirkungen haben, das heißt Mundtrockenheit und verschwommenes Sehen. Außerdem kann es Kopfschmerzen, Übelkeit oder Durchfall verursachen. Von einer Einnahme während der Schwangerschaft wird abgeraten; ebensowenig sollte es Kindern gegeben werden. Flavoxat ist vor einigen Jahren viel verordnet worden, doch mittlerweile sind ein paar Zweifel hinsichtlich seiner Wirksamkeit aufgekommen.

Desmopressin (zum Beispiel *Desmogalen-Spray, Minirin)* ist ein synthetisches Hormon, das einen Mangel am natürlichen Hormon Vasopressin ausgleicht. Es signalisiert den Nieren, die Urinproduktion zu verlangsamen, damit sich die Blase langsamer füllt. Wird es vor dem Zubettgehen eingenommen, kann es zu einem ungestörten Schlaf ohne nächtlichen Gang auf die Toilette verhelfen. Das Medikament wird Bettnässern gegeben und Menschen, die nachts öfter die Blase entleeren müssen. Weil Wasser im Körper zurückgehalten wird, sollte Desmopressin nicht bei hohem Blutdruck oder schwachem Herzen eingenommen werden. In dieser Hinsicht ist es nicht besser als die Anticholinergika.

Desmopressin ist in Form von Tabletten oder als Nasenspray auf dem Markt. Mögliche Nebenwirkungen sind Kopfschmerzen, Magenbeschwerden und Magenkrämpfe. Außerdem ist es unvereinbar mit einigen Antidepressiva, Tranquilizern und dem Anti-Epileptikum Carbamazepin. Desmopressin darf nicht fortlaufend eingenommen werden, weil sich, wenn es abends zur Beruhigung der Blase während der Nacht eingenommen wird, tagsüber die Toilettengänge häufen. Man scheidet im Laufe von 24 Stunden die gleiche Menge Urin aus, mit oder ohne Desmopressin.

Patricia

Patricia war 50, als ihre Inkontinenz sie immer mehr zu stören begann. Vorher hatte sie nur gelegentlich darunter gelitten, wenn sie besonders müde oder gestreßt war. Ihr Arzt, der zu dem Schluß kam, daß es sich sowohl um Streß- als auch Dranginkontinenz handelte, verschrieb ihr Oxybutynin. Zu Patricias Freude besserte sich ihr Zustand nach einigen Wochen. Doch einige Monate später stellte sie fest, daß sie öfter Wasser lassen mußte, jedoch immer nur in kleinen Mengen von 25–50 ml. Mehr ging nicht, auch wenn sie sich bemühte.

Ihr Arzt diagnostizierte einen Harnverhalt mit Überlauf und begann die Behandlung mit einer Entleerung der Blase mittels eines Katheters. Er setzte das Oxybutynin ab und meldete sie zu einem Kurs an, bei dem die Blasenkontrolle trainiert wurde.

Heute führt Patricia die gelernten Übungen gewissenhaft durch und darf sich berechtigte Hoffnungen machen, auch ohne Medikamente wieder die Kontrolle über ihre Blase zu erhalten.

Von Bethanechol und Phenylpropanolamin, die bei Erkältungskrankheiten zum Einsatz kommen, erhofft man sich Hilfe bei Belastungsinkontinenz. Sie sollen die Spannung in den Muskeln des Blasenhalses erhöhen, da dieser bei der Belastungsinkontinenz meist schwach ist.

Östrogen *(Premarin, Progynova),* das wichtigste weibliche Hormon, spielt oft eine untergeordnete Rolle in der Behandlung von Belastungsinkontinenz. Im Gegensatz zur Dranginkontinenz spricht diese Art der Inkontinenz selten auf Medikamente an. Wenn ein Mangel an Östrogen aufgrund eines Rückgangs der Hormonproduktion in den Wechseljahren besteht, können Östrogengaben jedoch andere Behandlungsformen (Medikamente, Veränderung des Lebensstils, Übungen) unterstützen. Östrogen fördert sowohl die Festigkeit der Sexualorgane als auch anderer Organe wie zum Beispiel der Haut.

Die Medikamente gibt es in Form von Tabletten, Tropfen, Gels oder Pflastern, die auf unbehaarte Hautpartien unterhalb der Taille geklebt werden. Bei der Hormonersatztherapie werden gewöhnlich Östrogene und Progesterone kombiniert. Frauen, denen die Gebärmutter operativ entfernt wurde, können Östrogen allein einnehmen.

Östrogensalbe und Östrogenzäpfchen werden bei Entzündungen der Vagina genommen. Sie wirken gut und benötigen keinen Progesteronzusatz.

Diuretika

»Wassertabletten« oder Diuretika stimulieren die Nieren, mehr Urin zu produzieren. Gleichzeitig verringern sie die Wasserresorption aus dem Harn. Sie werden eingenommen, um Wasseransammlungen im Körper zu reduzieren, zum Beispiel bei hohem Blutdruck, Herz- und Nierenschäden oder Ödemen, Schwellungen aufgrund einer Wasseransammlung, wie bei geschwollenen Fußknöcheln.

Osmotische Diuretika

Beispiele sind Harnstoff- und Zuckerlösungen, die nicht leicht resorbiert werden. Bei Zuckerkranken kommt es ab einer gewissen Höhe des Blutzuckerspiegels zu einem Übertritt von Glukose in den Urin. Dies bewirkt einen vermehrten Harnfluß, ein typisches Symptom bei Diabetikern, da Zucker Wasser osmotisch bindet. Das griechische Wort Diabetes bedeutet denn auch »reichlicher Fluß«.

Schleifendiuretika

Schleifendiuretika gehören zu den wirkungsvollsten harntreibenden Medikamenten. Sie blockieren die Wasserresorption in den Ausscheidungsorganen fast vollständig. Beispiele sind:

- Furosemid *(Lasix)*
- Bumetanid *(Burinex)*

Thiaziddiuretika

Thiaziddiuretika bewirken eine gemäßigte Diurese (Urinfluß) und manchmal einen Verlust von Kalium. Beispiele sind:

- Cyclopenthiazid *(Navidrex)*
- Bendroflumethiazid *(Sotaziden)*

Kaliumsparende Diuretika

Kaliumsparende Diuretika haben einen milderen Effekt, werden aber oft in Kombination mit anderen gegeben. Beispiele sind:

- Triamteren *(Diucomb)*
- Amilorid *(Moduretic)*

Nicht medikamentöse Diuretika

Nicht medikamentöse Diuretika sind koffeinhaltige Getränke wie Tee, Kaffee, Cola und auch Alkohol. Sie können Inkontinenz verursachen. Kaltes Wetter und ein großer Getränkekonsum haben eine ähnliche Wirkung.

Antibiotika

Jede Infektion des Harnsystems – meist sind es Blasen- oder Harnröhrenentzündungen – kann häufiges Wasserlassen und manchmal Inkontinenz auslösen. Wenn der verantwortliche Bazillus identifiziert ist, wird das entsprechende Antibiotikum gewöhnlich innerhalb von 4 bis 5 Tagen das Leiden beheben. Das richtige Antibiotikum durch die »Trial-und-Error-Methode« (Ausprobieren) auszusuchen, scheint zwar der einfachste Weg zu sein, doch es ist klüger und dauert am Ende wahrscheinlich gleich schnell, das Ergebnis einer angelegten Harnkultur abzuwarten.

Es gibt eine große Auswahl an Medikamenten. Dazu gehören die Bakterizide Nitrofurantoin *(Furadantin)* und Chinolone *(Ciprofloxacin)*, das vielseitige Breitband-Penicillin Amoxycillin *(Amoxil)* und das Antipilzmittel Nystatin *(Moronal)*.

Gegen Blasenentzündung ist Trimethoprim das am häufigsten verschriebene Antibiotikum. Es hat den Vorteil, daß Bakterien ihm gegenüber keine Resistenz entwickeln und es gegen Organismen, die darauf ansprechen, gut wirkt.

Estelle

Estelle hielt nichts von der Schulmedizin, und sie war auch keine Freundin der Pharmaindustrie mit ihren Produkten. Als sie eine schlimme Blasenentzündung bekam, weigerte sie sich, Antibiotika zu nehmen, und ging statt dessen zu einem Alternativmediziner. Im Laufe einer ausführlichen Konsultation in entspannter Atmosphäre erfuhr sie, daß der Grund für ihre Erkrankung wahrscheinlich eine Erkältung war, verstärkt durch ihre Vorliebe für Currygerichte, starken Kaffee und Schaumbäder. Die Behandlung bestand aus Bettruhe, einem großen Sortiment Kräutertees, warmen Umschlägen auf dem Unterleib und Aromatherapie. Die verordnete Diät konzentrierte sich auf Gemüsebrühen, Schleimsuppen, Wassermelonen, Karotten, Pastinaken und Knoblauch. Estelle war nach 10 Tagen wiederhergestellt. Mit Antibiotika hätte es zwar nur halb so lang gedauert, doch für sie war dies der richtige Weg.

Schlaftabletten und Anxiolytika (Angstlöser)

Flurazepam *(Dalmadorm)*, das Schlafmittel mit Langzeitwirkung, Temazepam, das Schlafmittel mit Kurzzeitwirkung, Anxiolytika wie Clorazepat *(Tranxilium)* und Diazepam *(Valium)* haben eine gemeinsame Eigenschaft: Sie dämpfen Signale, die den Füllungszustand der Blase anzeigen. Dies kann zu Inkontinenz führen, besonders während der Nacht.

Naturheilkunde

Die Naturheilkunde besteht nicht nur aus einer Liste von pflanzlichen Arzneimitteln, sondern aus einem umfassenden medizinischen Angebot. Bis zum 19. Jahrhundert gab es nur sie, erst danach begann die wissenschaftliche Medizin die Szene zu dominieren. Seit ungefähr zehn Jahren ist die Naturheilkunde nun wieder auf dem Vormarsch, gemeinsam mit anderen alternativen Therapieformen.

Für Naturheilkundige wird Inkontinenz unter anderem durch nervliche oder emotionale Anspannungen, aber auch durch Husten, Niesen oder das Heben schwerer Lasten ausgelöst. Ihrer Meinung nach ist eine »psychogene« Blase, das heißt eine Blase, die empfindlich auf seelische Stimmungen reagiert, die zugrundeliegende Ursache. Doch auch körperliche Beeinträchtigungen, wie Druck auf die Blase, können Auswirkungen haben. Weitere anerkannte Gründe sind akuter Streß jeglicher Art, Verletzungen oder degenerative Krankheiten des Rückenmarks sowie einige gynäkologische Befunde wie zum Beispiel Myome, Zysten der Eierstöcke und Unterleibsentzündungen.

Behandlung mit Heilmitteln auf pflanzlicher Basis

Zur Straffung der Harnröhrenschließmuskel werden adstringierende (zusammenziehende) Substanzen empfohlen, beispielsweise

- Rezepturen für Pulver, Kapseln und Flüssigextrakte (Birkenblätter, Schachtelhalmkraut und Süßholzwurzel)

- Tinkturen (zum Beispiel eine Mischung aus Ephedra, Gemeinem Schneeball und Passionsblume)
- Tees (Bärentraubenblätter, Birkenblätter und Schachtelhalmkraut)

Weitere Ratschläge

- Rauchen sollte eingeschränkt oder ganz vermieden werden. Forscher haben bei einer Fall-Kontroll-Studie mit 600 Frauen in den Vierzigern festgestellt, daß deren Inkontinenz in 29 % der Fälle in einem Zusammenhang mit dem Rauchen stand.
- Sitzbäder sollen eine positive Wirkung auf die Blutzirkulation und Nerven im Becken ausüben und besonders die unwillkürlichen Muskeln des Beckenbodens stärken. Dabei sind Wechselbäder empfehlenswert: drei Minuten im heißen Bad – eine Minute im kalten; den Vorgang dreimal wiederholen und mit einem kalten Bad beenden. Fügen Sie dem heißen Bad einen halben Liter Rosmarin- oder Kamillentee bei (30 g frische oder getrocknete Nadeln oder Blüten pro Viertelliter kochendes Wasser).

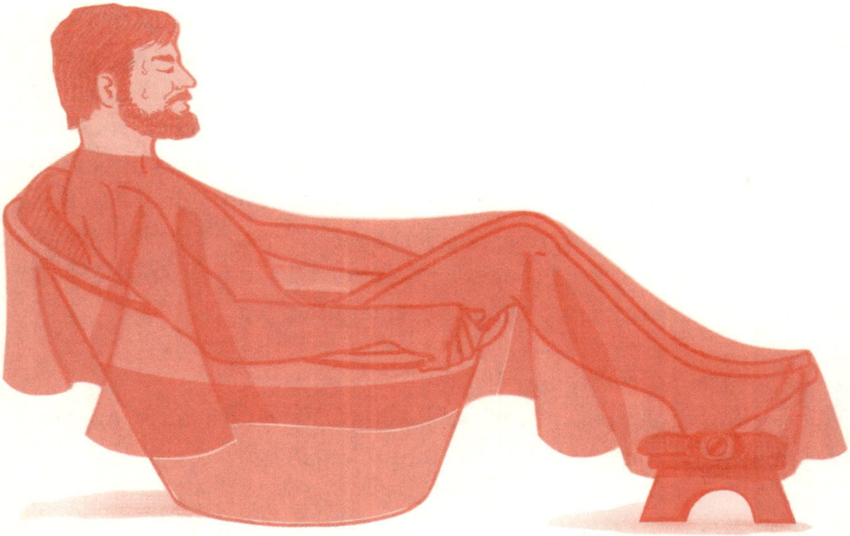

Sitzbad in spezieller Wanne

Bei Unterleibsbeschwerden, einschließlich Inkontinenz, sind Bärentraubenblätter empfehlenswert (30 g Bärentraubenblätter zwanzig Minuten ziehen lassen, durchsieben und mit soviel warmem Wasser wie nötig auffüllen). Beim Sitzbad sollten Sie sich bis zum Bauchnabel im Wasser befinden, Brust, Knie und Unterschenkel sind außerhalb. Am besten setzen Sie sich quer in die Badewanne, es sei denn, in Ihrem Haushalt findet sich noch eine alte Sitzbadewanne. Kurhäuser haben manchmal spezielle Sitzbadewannen.

Eine schwache Blase bei älteren Männern kann mit Tinkturen aus Thuja behandelt werden. Dabei werden dreimal täglich fünf Tropfen in Wasser aufgelöst.

Heilmittel und Anwendungen bei Blasenentzündung

Gemäß Naturheilkundigen können Blasenentzündungen auf scharf gewürzte Speisen, eingelegte Gurken, Essig und Gewürze zurückzuführen sein. Schuldig können aber auch Kaffee, Tee, Cola und andere Aufputschmittel wie Alkohol sein. Fleisch soll den Urin zu stark konzentrieren und dadurch die Schleimhaut der Blase reizen. Auch Erkältungen werden als Auslöser von Blasenentzündungen gesehen.

Als weitere Ursachen betrachten sowohl Naturheilkundige als auch Schulmediziner Kolibakterien, die vom Mastdarm eingeschleust werden. Dasselbe gilt für Badezusätze, Waschmittel, Intimsprays und Intimtücher, empfängnisverhütende Salben, Tampons und die Pille.

Grundsätzlich sollten Betroffene Bettruhe halten, auf Wärme achten und viel trinken. Statt Kaffee, Schwarztee und Alkohol sollten sie viel Kräutertee, Preiselbeersaft und Wasser zu sich nehmen. Dies mildert die irritierende Wirkung der Harnsäure im Urin. Bei Kräutertees werden folgende Zusammensetzungen empfohlen:

- Hafer, Eibisch und Holunderblüten (Eibisch und Hafer helfen gegen brennende Schmerzen beim Wasserlassen)
- Bärentraubenblätter, Gemeine Quecke und Buccoblätter (Buccoblätter stehen in dem Ruf, ein Harnantiseptikum zu sein, das besonders wirksam gegen E.-Koli-Bakterien ist. Zudem ist es ein stimulierendes Diuretikum, das den Urin fließen läßt)

- Alfalfa (Luzerne)
- Maria Trebens Tee – eine Mischung aus Schachtelhalm, Wiesenfrauenmantel, Hirtentäschel und Schafgarbe

Zudem sind heiße Vollbäder empfehlenswert, denen Wacholder und Lorbeerzusätze beigegeben. werden. Die Aromatherapie setzt auf Cajeput-Öl, das vom Sumpfteebaum stammt und sowohl ein Antiseptikum als auch ein Antispasmodikum ist. Es wird meist äußerlich als Einreibemittel bei schmerzenden Gelenken und Zähnen angewandt. Jeweils fünf Tropfen Cajeput-Öl und Wacholderbeerentinktur ins Badewasser geben.

Für Umschläge benötigt man zwei Handtücher; eines wird in heißes, das andere in kaltes Wasser gelegt und danach ausgewrungen. Zuerst wird das heiße Handtuch fünf Minuten auf Bauch und Unterleib gelegt, danach für eine Minute das kalte Handtuch. Der Vorgang sollte insgesamt während 30 Minuten wiederholt und täglich angewendet werden.

Ernährungsempfehlungen basieren auf einer vegetarischen Kost. Zu den meisten Mahlzeiten sollte es Haferschleim geben, dazu pflanzliche Proteine von Soja, Erbsen, Bohnen und Nüssen, Fleischersatz, hergestellt aus getrockneten Pilzen, mehrfach ungesättigte Öle (zum Beispiel Sonnenblumenöl), viel rohes Gemüse und Früchte (besonders Karotten und Knoblauch), Vollkornprodukte und Joghurt sowie zusätzlich Gaben von Vitamin A, B, C und E sowie Zink.

Diuretika

Es gibt über 300 pflanzliche Diuretika, u. a. Odermennig, Heidelbeerblätter, Günselkraut, Selleriesamen, Schnittlauch, Löwenzahn, Teufelskralle, Heideblüte, Kava Kava, Pockholzbaum, Maiglöckchen, Königskerze, Eisenkraut, wilde Karotte und Kapuzinerkresse.

Antidiuretika

Süßholzwurzel ist ein Antidiuretikum, das manchmal als Süßigkeit angeboten wird. Vorsicht: Der übermäßige Genuß kann zu einem gefährlich niedrigen Kaliumspiegel im Blut führen.

Operative Eingriffe

Der Umgang mit Inkontinenz beschränkt sich nicht auf Vorlagen, Plastikhosen und mühsam zu erlernende Übungen. Auch ein Chirurg kann Hilfe bringen – mit einer hohen Erfolgswahrscheinlichkeit.

Die *Laparoskopie* oder Schlüssellochchirurgie hat die Chirurgie revolutioniert. Die erforderlichen Schnitte sind winzig und heilen schnell; der Chirurg betrachtet das Operationsfeld durch das Laparoskop, eine Art Fernrohr, auf einem Bildschirm. Bald wird ein großer Teil der Operationen, wie etwa an der Blase, auf diese Weise vorgenommen werden.

Operationen bei Belastungsinkontinenz

Kolposuspension

Die am häufigsten durchgeführte Operation ist die Kolposuspension – eine Technik, durch die der Blasenhals und die Schließmuskeln der Harnröhre gestützt werden. Die Operation dauert ungefähr eine Stunde und wird unter Vollnarkose durchgeführt. Oftmals fühlen sich die Patienten nach einem erfolgreichen Eingriff so fit und erleichtert, daß sie dazu neigen, sich zu übernehmen, dabei muß während eines Zeitraums von drei Monaten jegliche Belastung – wie beispielsweise durch Hochheben – vermieden werden.

Zwischen 80 und 90 % der Patienten, bei denen eine Kolposuspension vorgenommen wird, sind danach beschwerdefrei. Sie leiden nicht mehr unter willkürlichem Harnverlust und können wieder unbeschwert am gesellschaftlichen Leben teilnehmen. Die einzige größere Komplikation ist ein Prolaps (Vorfall). Daneben gibt es manchmal Komplikationen, wie sie bei jeder Operation vorkommen können – Lungeninfekte, Blutungen, Hämatome (Blutergüsse), Wundinfektionen, Harntraktinfektionen oder eine versehentliche Verletzung eines angrenzenden Organs, wie zum Beispiel der Blase.

Vaginalschlinge

Hierbei handelt es sich um ein einfaches Prinzip – eine Stütze oder eine Schlinge aus einem synthetischen Material wie Teflon oder Streifen des eigenen Bindegewebes werden unter den Blasenhals und die Harnröhre gelegt und an den Muskeln der Bauchwand befestigt. Die Schlinge hält den Blasenhals in einer optimalen Position, was zu Kontinenz führen soll. Wie bei der Kolposuspension kann die Blase nach einer Schlingenoperation gereizt sein, wodurch es zu häufigem Wasserlassen und Harndrang, manchmal für Tage, Wochen oder sogar Monate, kommen kann. Diese Symptome klingen irgendwann jedoch ab.

Spannungsfreies Vaginalband

Diese noch neue Operationsmethode, auch TVT (Tension-free Vaginal Tape) genannt, beginnt die oben beschriebene Vaginalschlinge abzulösen. Ihr Vorteil ist eine kürzere Rekonvaleszenz. Zwei winzige Schnitte werden genau über dem Schambein, ungefähr 5 cm von der Mittellinie, angebracht; gewöhnlich unter örtlicher Betäubung. Es dauert ungefähr 40 Minuten, bis das Gewebe freigelegt und das Polypropylen-Band unter dem Blasenhals angepaßt ist.

Mittlerweile gibt es verschiedene Studien, die die Kolposuspension mit der TVT-Methode vergleichen. Dabei zeigte sich, daß die TVT dieselbe Erfolgsquote wie die Kolposuspension aufweist. Es kommt zwar zu geringfügig mehr Komplikationen während der Operation, dafür gibt es bei der Kolposuspension mehr Komplikationen nach der Operation, und die Heilung dauert länger.

Nadelsuspension

Durch zwei kleine Bauchschnitte werden an beiden Seiten des Blasenhalses zwei Stiche angebracht, um ihn aufzurichten. Dies klingt einfach, aber der Eingriff dauert eine Stunde und erfordert eine Vollnarkose oder eine Lumbal- oder Periduralanästhesie.

Periurethrale Injektion (Harnröhrenunterspritzung)

Diese Prozedur wird meist ambulant durchgeführt. Eine feine Nadel wird neben oder durch die Harnröhre geschoben. Dann wird ein

Mittel in die Umgebung gespritzt, das den Schließmuskel aufpolstert, wodurch er besser schließt. Das Injektionsmittel kann aus Eigenfett, tierischem Kollagen oder einem synthetischen Material bestehen.
Die Injektionen sind ein risikoärmeres Verfahren als größere operative Eingriffe, jedoch nicht so effektiv. Sie können wiederholt werden, wenn die Wirkung zu schwach ist oder mit der Zeit nachläßt.

Künstlicher Harnröhrenschließmuskel

Da ein schwacher Schließmuskel der Hauptgrund von Belastungsinkontinenz ist, ist das Mittel letzter Wahl ein neuer Schließmuskel aus Silikon. Er besteht aus drei miteinander verbundenen Teilen:

- einer Harnröhrenmanschette, die um den Ausgang der Blase gelegt wird
- einem Urinreservoir, das den Druck in der Manschette reguliert
- einem Kontrollpumpsystem

Nur wenige Urologen verfügen über Erfahrung auf dem Gebiet dieser komplexen Operationsmethode.

Operationen bei Dranginkontinenz

Blasenvergrößerung

Dieses Verfahren wird auch Clam-Operation (Muschel-Operation) genannt, weil die Blase wie bei einer Muschel in zwei Hälften geteilt wird. Ein kleines, dem Dünndarm entnommenes Gewebeband wird zwischen die Hälften genäht, ungefähr wie wenn ein Kleidungsstück ausgelassen wird. Dadurch wird die Blase größer und der Druck in ihr kleiner. Dies lindert die Spannung und den Drang.

Detrusor-Myektomie

Bei diesem Eingriff werden Teile der harnaustreibenden Muskelschicht der Blase entfernt, wodurch sich Druck und Drang in der Blase verringern.

Blasenrekonstruktion

Aus einem Teil des Dünndarms wird eine »neue« Blase geformt. Da der Dünndarm ungefähr 6 m lang ist, kann gut auf einen kleinen Teil verzichtet werden. Diese komplizierte Operation ist ein allerletztes Mittel und gelangt in der Regel nur bei jungen Frauen zur Anwendung, die unter einem aggressiven Krebs leiden.

Neuromodulation

Dieses Verfahren befindet sich noch im Versuchsstadium. Ein elektrischer Nervenstimulator, ähnlich einem Herzschrittmacher, wird dabei in der Nähe der Nerven implantiert, die auf die Blase einwirken und die Entleerung steuern. Dies hat sich als besonders hilfreich bei Menschen erwiesen, die inkontinent wurden, weil eine Rückenmarksverletzung zur Lähmung der Blase führte.

Dauerkatheter

Hierbei handelt es sich um keine Beseitigung des Leidens, sondern um eine Methode, auf Dauer mit einer neuropathischen Blase zurechtzukommen, bei der die Nervenkontrolle nicht mehr funktioniert. Der Katheter kann durch die Harnröhre oder durch eine permanente Öffnung in der Bauchdecke über dem Schambein eingeführt werden. Letzteres ist vorzuziehen, weil es dabei weniger Infektionen gibt. Der Urin fließt in einen Beutel, der am Bein befestigt ist. Es gibt auch Katheter mit einem Ventil am Ende, das in regelmäßigen Abständen geöffnet wird – ähnlich wie regelmäßige Toilettengänge. Wer sich seine Unabhängigkeit bewahren möchte, kann das Auswechseln des Katheters lernen.

Verschiedene Anästhesie-Methoden

- Vollnarkose: Der Patient ist ohne Bewußtsein und fühlt nichts. Die Narkose wird gewöhnlich durch Gas bewirkt, kann aber auch mit einer schnellwirkenden Injektion begonnen werden. Der Patient wird langsam wieder wach und ist noch ein bis zwei Stunden schläfrig.

- Lumbal- oder Periduralanästhesie: Sie wird durch eine Injektion in den Wirbelkanal erzeugt. Der Patient ist unterhalb der Gürtellinie für die Dauer von 3–5 Stunden gefühllos. Er schläft nicht, erhält aber oft mit der Injektion zusätzlich ein Beruhigungs- oder leichtes Narkosemittel.
- Lokale Anästhesie: Damit wird ein begrenztes Gebiet rings um die Einstichstelle betäubt. Die Wirkung läßt allmählich nach.

Blasentraining

Alle, die mit der Behandlung von Inkontinenz zu tun haben, schwören auf Blasentraining – wenn nur die Betroffenen beim Üben genügend Ausdauer zeigen. Natürlich ist es noch besser, die unangenehmen Symptome der Belastungs- und Dranginkontinenz von vornherein zu vermeiden. Dies ist möglich, wenn man einige wichtige Übungen lernt und regelmäßig ausführt, bevor eines Tages ein unerwünschter Harnverlust eintritt. Die meisten Menschen nehmen jedoch den komplexen Vorgang des Wasserlassens für etwas Selbstverständliches, bis erste peinliche Vorkommnisse sie zwingen, sich mit der Sache näher zu befassen. Auf einmal wünschen sie sich dann nichts sehnlicher, als die Kontrolle bewahren zu können.

Grundlagen des Blasentrainings

Dies ist eine einfache, aber wirksame Methode, sich eine gute Toilettenroutine anzugewöhnen und eine Neigung zu Inkontinenz bereits in einem frühen Stadium zu entdecken. Bevor Sie mit dem Training beginnen, sollten Sie über drei oder fünf Tage eine Volumen- und Häufigkeitstabelle erstellen. Dabei notieren Sie jeden Tag, wie oft Sie Wasser lassen, ob kleinere Harnverluste auftreten und wie hoch das Gesamtvolumen in 24 Stunden ist. Dazu gehört auch, daß Sie aufschreiben, wieviel Sie getrunken haben – wer zweimal soviel trinkt, muß auch zweimal so häufig auf die Toilette. Die meisten von uns trinken ungefähr 1 ½ Liter am Tag, obwohl manche Experten 2 Liter empfehlen. Durchschnittlich gehen wir in 24 Stunden 4- bis 8mal auf die Toilette, einschließlich einmal pro Nacht. Die Urinmenge beträgt bei jedem Toilettengang zirka 250–400 ml. Ein frühes Warnzeichen ist, wenn sich die Blase bei 200–250 ml voll anfühlt, obwohl sie 400–600 ml halten könnte. (Das gilt für Menschen bis zum 45. Lebensjahr, mit fortschreitendem Alter wird das Fassungsvermögen kleiner. Dies bedeutet, daß ältere Menschen häufiger »müssen«, weil sie genausoviel trinken wie jüngere.)

Nach diesen Vorbereitungen können Sie mit dem eigentlichen Training beginnen. Ziel ist es, ohne irgendeine Anstrengung oder Schwierigkeit ungefähr alle drei Stunden Wasser zu lassen. Beginnen Sie mit dem Entleeren der Blase. Notieren Sie die Zeit. In der nächsten Stunde dürfen Sie kein Wasser lassen, wie stark der Drang auch sein mag. Erst wenn die Zeit um ist, werden Sie es tun, ob Sie nun müssen oder nicht. Wiederholen Sie ein oder zwei Tage lang dieses zeitlich genau festgelegte Wasserlassen. Erhöhen Sie nun in den nächsten Tagen die Zeitabstände um fünf Minuten. Es ist wichtig, mit jedem Zeitabstand so lange fortzufahren, bis Sie sich dabei wohlfühlen. Es ist besser, sich naß zu machen und dann zu einem Zeitabstand, den Sie schaffen können, zurückzukehren, als vor der vereinbarten Zeit dem Wunsch nachzugeben, die Blase zu entleeren.

Dies ist ein Beispiel für Verhaltenstherapie: lernen, das zu tun, was man möchte, und es so oft wie nötig zu wiederholen. Es gibt kein Limit, wie lange Sie brauchen dürfen, um Ihr Ziel zu erreichen. Der schwierige Teil ist, den Wunsch, Wasser zu lassen, zu unterdrücken, wenn das Ende der selbst auferlegten Zeitspanne naht. Es kann hilfreich sein, in der Zeit, in der Sie den Urin zurückhalten, etwas Mechanisches und nicht sehr Aufregendes zu tun, zum Beispiel das Silber zu putzen oder die Einkommenssteuer zu berechnen.

Einen laufenden Wasserhahnen zu hören oder noch schlimmer zu sehen, ja sogar der Anblick eines Bildes mit den Niagara-Fällen kann den Drang verstärken. Dies zeigt, wie eng Ihre Gefühle mit dem Harnsystem verbunden sind und wie gut Sie bereits gelernt haben, sich über Ihren Impuls hinwegzusetzen. Dies ist besonders von Belang, wenn Sie die Symptome von gesteigerter Häufigkeit und Dringlichkeit haben, die zu einer Dranginkontinenz führen können.

Manche Experten raten, beim Blasentraining den Harnfluß in der Mitte des Strahls anzuhalten, kurz bei diesem Stillstand zu verweilen und dann fortzufahren. Ziel ist es, die Kontrolle über die Blase zu üben. Dieser Trick ist in letzter Zeit bei vielen, die auf dem Gebiet der Inkontinenz tätig sind, in Mißkredit geraten. Sie befürchten, daß ein Unterbrechen des normalen Flusses wichtige Reflexe aus dem Takt bringt. Als einmalige Übung hat das Unterbrechen aber immer noch seine Berechtigung, zeigt es doch, wie es sich anfühlt, wenn die Muskeln des Beckenbodens zusammengezogen werden. Dies kann nützlich sein, denn 30 % der Frauen haben nur eine vage Idee, wo sich ihr Beckenboden befindet oder wie man diese Muskeln zusammenzieht.

Ein Mini-Blasentraining

Sie können jederzeit damit beginnen. Wenn Sie gerade Wasser gelassen haben, achten Sie darauf, wann Sie es wieder tun möchten. Warten Sie dann fünf Minuten, bevor Sie die Toilette aufsuchen. Beim nächsten Mal zögern Sie es weitere fünf Minuten hinaus, wodurch sich der Abstand um zehn Minuten verlängert. Steigern Sie dies weiter, bis Sie es nicht mehr länger aushalten. Gehen Sie dann zu einem Abstand zurück, den Sie einhalten können. Erst wenn Sie sich auf dieser Stufe sicher fühlen, fahren Sie mit der schrittweisen Verlängerung fort.

Die zweimalige Entleerung

Es ist wichtig, die Blase komplett zu entleeren, besonders nach dem Geschlechtsverkehr. Zurückgebliebene Urinreste in der Blase sind ein Infektionsherd. Dies kann vermieden werden, wenn die Blase zweimal kurz hintereinander entleert wird. Nachdem Sie wie gewohnt Wasser gelassen haben, warten Sie volle zwei Minuten, bevor Sie es noch einmal versuchen. Gewöhnlich geht noch eine kleine Menge Urin ab. Eine zweimalige Entleerung kann helfen, wenn Sie vorübergehend Schwierigkeiten oder Verzögerungen beim Wasserlassen haben, wie dies nach einer Geburt oder einer Lumbalanästhesie der Fall sein kann.

Die zeitlich festgelegte Entleerung

Dies bedeutet, den Wecker zu stellen und immer dann Wasser zu lassen, wenn die Alarmglocke schrillt. Suchen Sie sich angenehme Zeitabstände aus, vielleicht alle zwei Stunden oder immer vor den Mahlzeiten. Dies ist besonders bei Rückenmarkverletzungen hilfreich, wenn das Gefühl der sich füllenden Blase nicht mehr wahrgenommen wird. Es kann aber auch bei Menschen mit anderen körperlichen oder geistigen Behinderungen nützlich sein.

Die angemahnte Entleerung

Anmahnen bedeutet in diesem Fall, Alzheimer- oder Demenz-Patienten daran zu erinnern, ihre Blase zu entleeren. Ein Lob der betreuenden Person für das Ausführen des Gewünschten – in diesem Fall der Toilettengang – ist Teil der Übung.

Haltung

Sie sollten sich angewöhnen, so auf der Toilette zu sitzen, wie es für Ihre Blase am besten ist. Eine niedrige Toilette ist ideal, andernfalls nehmen Sie einen Fußschemel und stellen die Füße darauf ab. Beugen Sie sich etwas nach vorne, und spreizen Sie die Beine ein wenig – zusammengepreßte Knie und Füße sind ein Relikt aus viktorianischer Zeit. Ebenfalls gut ist es, in die Hocke zu gehen oder sich aufzurichten und nach vorne zu lehnen, wodurch die Schwerkraft ins Spiel gebracht wird. Bei diesen drei Haltungen befindet sich der Blasenhals im richtigen Winkel.

Beckenbodenübungen

Die so wichtigen Beckenbodenübungen sind am Anfang schwierig. Anders als der Bizeps oder die Muskeln der Wade kann diese Muskelgruppe nicht in Aktion gesehen werden. Sie sind Teil des Damms oder Perineums, eines Gebiets, das sich zwischen dem Ende der beiden Oberschenkel befindet. Der Beckenboden besteht aus Muskeln, die den Blasenhals und die Harnröhre stützen und in Position halten, was wichtig für die Kontinenz ist. Der Beckenboden stützt zudem die gesamte Blase und die Vagina.

Bevor Sie Ihre Beckenbodenmuskeln trainieren können, müssen sie im eigenen Körper lokalisiert werden. Beginnen Sie damit, diese Muskeln anzuspannen, was Konzentration erfordert. Danach müssen Sie lernen, sie zusammenzudrücken, nach oben zu ziehen, zu halten und zu entspannen. Versuchen Sie dann, den Beckenboden nach oben und nach hinten zu ziehen und wieder zurück, also von hinten nach vorne, jedoch immer aufwärts. Ein häufiger Fehler ist, den Beckenboden statt nach oben nach unten zu drücken – was Sie ja gerade nicht wollen. Rückbildungskurse für Frauen nach der Geburt sind ausgezeichnet für das Wiedererlangen der Figur, beinhalten aber selten Übungen für den Beckenboden.

Am besten lernt man den Beckenboden durch den Vagina-Test kennen: Führen Sie zwei Finger in die Vagina ein, und üben Sie mit den umgebenden Muskeln Druck aus. Sie spüren, wie die Muskeln sich anspannen und die Finger sanft drücken. Wenn Sie diese Übung auf den Penis Ihres Partners übertragen, ist das eine sehr intime Art der Umarmung und erhöht das Vergnügen am Geschlechtsverkehr.

Das richtige Zusammenziehen der Beckenbodenmuskeln ist eine so subtile und delikate Kunst wie das Spielen auf einer Violine und erfordert eine ebenso qualifizierte Anleitung. Üblich sind fünf bis sechs Übungsstunden. Wie die Blasenübungen erfordern auch die Beckenbodenübungen Motivation, Beharrlichkeit und Geduld. Sie müssen sie immer und immer wieder machen, wobei die Anspannung von Mal zu Mal länger gehalten wird. Zählen Sie am Anfang bei jeder Anspannung auf zwei, und steigern Sie sich dann langsam. Wenn Sie Ihre

Beckenbodenmuskeln regelmäßig, das heißt fünfmal am Tag, trainieren, werden sie größer und kräftiger, ähnlich wie die Brustmuskeln eines Gewichthebers. Im Fall des Beckenbodens ist diese Vergrößerung der Muskeln ein Segen, da sie den Blasenhals umfassen und den Schließmechanismus kräftigen, indem sie ihn eng in die Muskeln einpacken. Weil diese Muskeln optisch nicht wahrnehmbar sind, können Sie sie überall diskret trainieren – an der Bushaltestelle, im Zug, in der Badewanne oder im Bett. Um eine Wirkung zu erzielen, müssen die Übungen jedoch unbedingt fünfmal an fünf Tagen in der Woche ausgeführt werden.

Werfen Sie nicht zu früh die Flinte ins Korn. Die Übungen sind tatsächlich nicht leicht zu erlernen. Sie benötigen Ihre volle Konzentration. Weil ungeübte Muskeln schnell ermüden, beginnen Sie sacht und steigern Sie sich allmählich.

Gezielte Übungen

Übung Nr. 1

Setzen Sie sich mit leicht gespreizten Beinen auf einen harten Holzstuhl. Lehnen Sie sich nach vorn, und stützen Sie dabei die Ellbogen auf die Knie. Stellen Sie sich nun vor, bei einer öffentlichen Veranstaltung unbedingt einen Anfall von Durchfall zurückhalten zu müssen. Drücken Sie den Beckenboden nach oben. Benutzen Sie dabei nur die Muskeln des Beckenbodens. Drücken Sie noch fester, und halten Sie dann die Position, bis Sie auf zehn gezählt haben oder solange Sie es aushalten, dann entspannen Sie sich ganz allmählich. Wiederholen Sie dies, bis es Ihnen keine Mühe mehr bereitet.

Übung Nr. 2

Schnelles Zusammenpressen bewahrt Sie vor einem Harnverlust beim Husten oder Niesen. Ziehen Sie die Muskeln rasch nach oben und lassen Sie sie dann sofort los. Auf diese Weise wird eine andere Gruppe von Muskelfasern als jene in Übung Nr. 1 gefordert. Das Zusammenpressen ist extrem stark, kann aber nicht gehalten werden, ähnlich einem Feuerwerk im Gegensatz zu einem Gasbrenner. Wiederholen Sie auch diese Übung, aber erlauben Sie sich eine Erholungspause von zehn Sekunden zwischen jeder Kontraktion.

Hilfen beim Training der Beckenbodenmuskulatur

Es ist zweifellos schwierig, die Beckenbodenmuskeln in Aktion zu fühlen und zu kontrollieren. Deshalb wurden einige Methoden ausgearbeitet, die dies erleichtern sollen.

Stimulation des Beckenbodens (Perineum)

Das Perineometer, ein elektrisches Gerät, das in die Vagina eingeführt wird, mißt den Druck, der beim Zusammenziehen der Vagina entsteht. Dadurch kann eine Schwächung der Beckenbodenmuskeln erkannt werden – ein Symptom, das häufig der Belastungsinkontinenz zugrunde liegt. Das Perineometer kann aber auch benutzt werden, um diese Muskeln zu stimulieren und anzuregen, sich zusammenzuziehen. Dies ist eine passive Form der Beckenbodengymnastik. Sie ist nicht schmerzhaft und hat auch sonst keine Nebenwirkungen, außer einem leichten Prickeln in der Vagina. Nicht eingesetzt werden sollte das Perineometer bei einer Schwangerschaft oder bei Personen mit einem Herzschrittmacher.

Bei Streßinkontinenz macht sich die positive Wirkung dieser Stimulation nach einigen Wochen bemerkbar. Beliebt ist es, den Stimulator für 10–20 Minuten in die Vagina einzuführen, während man sich am Abend auf dem Bett oder Sofa entspannt. Auch wenn man sich nach einem Monat praktisch geheilt fühlt, sollte mit der Behandlung noch mindestens 3–4 Monate fortgefahren werden.

Bis zu 70 % der Frauen, die diese Methode anwenden, stellen nach 12 Wochen eine signifikante Verbesserung ihres Inkontinenzproblems fest. Die Muskeln sind kräftiger geworden, können Kontraktionen länger halten und ermüden nicht mehr so schnell. Doch nur 25 % der Frauen erreichen wieder die komplette Kontrolle über ihre Blase.

Biofeedback

Bei dieser Methode wird ein Meßfühler (Sensor) eingesetzt, der anzeigt, wie stark die Vagina zusammengepreßt wird. Daran läßt sich erkennen, ob die Muskeln des Beckenbodens genügend angespannt werden und an Stärke gewinnen. Dies ist besonders hilfreich, um diese Muskeln kontrollieren zu lernen.

Elektrische Stimulation

Es werden zwei Therapieformen angewandt: Maximale elektrische Stimulation (MES) nennt sich die eine, faradische Elektrotherapie die andere. Physiotherapeuten bedienen sich ihrer, um die Wahrnehmung der Beckenbodenmuskulatur zu erleichtern und deren Spannungszustand zu erhöhen. Sobald Sie wissen, wie das Gerät funktioniert, können Sie es auch zu Hause benutzen.

Beckenbodenkonus

Hierbei handelt es sich um das am häufigsten benutzte Hilfsmittel zum Training der Beckenbodenmuskulatur. Es besteht aus konisch geformten Gewichten, die in die Vagina eingeführt und dort gehalten werden. Sie sind als Set von gleicher Größe, jedoch unterschiedlicher Schwere erhältlich. Anfängerinnen beginnen mit dem leichtesten Konus, der sich mit wenig Mühe halten läßt. Wenn dieser zweimal 15 Minuten, unterbrochen von einer kurzen Pause, gehalten werden kann, soll zum nächstschwereren Konus übergegangen werden und so weiter.

Diese Hilfsmittel gibt es in den meisten größeren Apotheken. Es ist allerdings besser, sie über eine Physiotherapeutin oder Inkontinenz-Beraterin zu beziehen, um das richtige Gewicht und die passende Größe zu erhalten und gezeigt zu bekommen, wie sie richtig benutzt werden. Sie müssen nach jeder Anwendung sorgfältig gereinigt werden, da man sich sonst leicht eine Infektion der Scheide einfangen kann.

Anmerkung des Verlags:
In ihrem Buch *Der aktive Beckenboden* leiten Elly Hoekstra und Doke van der Neer zu einem leichten, lockeren Training an, das für Frau und Mann Erleichterung bringt und die Lebensfreude fördert. Bitte beachten Sie die Anzeige S. 191.

10 Stuhlinkontinenz

Wenn jemand das Wort Inkontinenz in den Mund nimmt, wird automatisch angenommen, daß es sich dabei um die häufig anzutreffende Harninkontinenz handelt, bei der ungewollt Urin, das Abfallprodukt des Stoffwechsels in flüssiger Form, ausgeschieden wird. Keiner der Betroffenen spricht gern über dieses Übel, aber noch viel schwerer fällt das Bekenntnis, wenn die Kontrolle über den Darm verlorengeht. Man spricht dann von Inkontinenz des Stuhles, dem Abfallprodukt des Verdauungssystems in fester Form. Bei der doppelten Inkontinenz verlieren die Betroffenen die Kontrolle über den Abgang des festen und des flüssigen Abfallproduktes.

Stuhl- ist seltener als Harninkontinenz: Auf 10 000 Menschen kommen rund 90 Betroffene, während es bei der Harninkontinenz 600 sind. Stuhlinkontinenz ist viel quälender, nicht nur für diejenigen, die darunter leiden, sondern auch für deren Familien. Sie empfinden Ekel, selbst wenn sie wissen, daß das Opfer keine Schuld trifft.

Alte Menschen, deren Muskeln (dazu gehören auch die Harnröhren- und Analschließmuskeln) schwach geworden sind, können ein wenig Stuhl und Harn verlieren und dadurch ihre Unterwäsche beschmutzen.

Ada

Die 84jährige Ada geriet gelegentlich in die peinliche Situation, etwas Stuhl zu verlieren. Es kam aber nur vor, wenn sie ein Abführmittel eingenommen hatte und unter leichtem Durchfall litt.

Dünnflüssiger Stuhl ist ein naheliegender Grund für eine solche Form der Inkontinenz – der anale Schließmuskel ist nicht dazu geschaffen, flüssige Materie zurückzuhalten.

Babys sind natürlich doppelt inkontinent. Um Blase und Darm kontrollieren zu können, muß sich ihr Nervensystem erst entwickeln. Die Kontrolle über den Darm wird zuerst erlangt, manchmal schon nach 15 Monaten, je nach Reife und Training. Am anderen Ende des Lebens arbeitet die Zeit leider gegen uns.

Bei einer Neigung, Stuhl zu verlieren, müssen die Eßgewohnheiten überprüft werden. Eine erhöhte Zufuhr von Flüssigkeit und Ballaststoffen verhindert steinharte Stühle, darf aber auch nicht übertrieben werden, da sonst der Stuhl zu dünnflüssig wird. Große Vorlagen oder Einmalwindelhosen tun ihre Dienste, sind aber, wenn sie nicht von der Krankenkasse bezahlt werden, teuer. Außerdem tragen sie auf und es bereitet Schwierigkeiten, sie diskret zu entsorgen.

Ursachen

Obwohl Stuhlinkontinenz eher selten vorkommt, können Menschen jeglichen Alters betroffen sein. Es gibt eine Reihe von Ursachen.

Joyce

Joyce war 27, als sie ihr erstes Baby erwartete. Selbst klein und zart von Gestalt, brachte sie Joe, ein strammes Kerlchen von acht Pfund, auf die Welt. Er hatte sich hartnäckig geweigert, in der Gebärmutter die normale Lage mit dem Kopf nach unten einzunehmen, so daß es zu einer Steiß- und Zangengeburt kam. Als er dann endlich da war, waren er und seine Mutter zwar erschöpft, aber auf den ersten Blick in guter Verfassung. Doch in der Erholungsphase stellte sich heraus, daß der Beckenboden von Joyce während der Geburt stark beschädigt worden war. Sie konnte Blase und Darm nicht mehr kontrollieren – eine schreckliche Situation, besonders in ihrem Alter.

Doch sie hatte Glück im Unglück. Bei den vorgenommenen elektrophysiologischen Tests zeigte sich, daß hauptsächlich die Beckenbodenmuskulatur und weniger die Nerven betroffen waren. Im Verlauf mehrerer Operationen wurde die Muskulatur wieder in-

stand gesetzt. Eine zusätzliche Physiotherapie und sehr viel Geduld brachten in den nächsten sechs Monaten eine beträchtliche Verbesserung der Situation.

Mandy

Mandy war ein hübsches Baby, aber es litt unter Spina bifida, einer Neuralrohrfehlbildung, bei der ein Teil des Rückenmarks nicht in der Wirbelsäule liegt, was zu einer Beeinträchtigung der Nervenkontrolle des Darmes führen kann. Operieren ist die Behandlung erster Wahl.

Molly

Molly hatte sich jahrelang falsch ernährt. Obst und Ballaststoffe fehlten meist auf ihrem Speiseplan, dafür gab es reichlich Chips, Schokolade und Pommes frites, die sie bevorzugt mit Cola herunterspülte.

Eine solch unausgewogene Ernährung führte zu chronischer Verstopfung, die Molly regelmäßig mit starken Abführmitteln bekämpfte. Dadurch wurde ihr Darm zwar entleert, aber während der folgenden Tage reagierte er nicht mehr auf die üblichen durch die Verdauung entstehenden physiologischen Reize. Sie hatte dann wieder das Gefühl, ein Abführmittel nehmen zu müssen, und geriet so in einen Teufelskreis.

Molly entwickelte eine sogenannte Kotimpaktion, das heißt, daß harter Stuhl den Grimmdarm blockiert und wenig flüssigen Stuhl an den Seiten abfließen läßt. Mollys Darm wurde vorsichtig mit Einläufen gereinigt. Danach mußte sie ihre Eßgewohnheiten radikal umstellen. Ihre Nahrung bestand nun zu einem großen Teil aus Obst, Gemüse, Kleie und Vollkornprodukten, und nebenher mußte sie viel Wasser trinken. Außerdem unternahm sie dreimal in der Woche einen flotten Spaziergang oder sonst eine sportliche Betätigung von mindestens 40 Minuten Dauer. Nach vier bis fünf Monaten zeigten diese Veränderungen in ihrem Lebensstil die erwünschte Wirkung.

Margaret

Margaret litt unter Hämorrhoidalbeschwerden, die durch häufiges Pressen beim Stuhlgang entstanden waren. Nun behinderten sie den analen Schließmuskel in seiner Funktion. Die Hämorrhoiden wurden deshalb mittels eines kleinen operativen Eingriffs entfernt. Doch wie Molly mußte auch Margaret ihre Eßgewohnheiten verändern und sich sportlich betätigen, um alle ihre Muskeln zu kräftigen.

Rektaler Prolaps (Mastdarmvorfall)

Beim rektalen Prolaps tritt beim Drücken während der Stuhlentleerung eine Schleimhautfalte aus dem Anus. Es zeigen sich dieselben Symptome wie bei den äußeren Hämorrhoiden, und auch der Grund ist derselbe: häufiges Pressen beim Stuhlgang. Auch hier helfen ein kleiner operativer Eingriff und eine Veränderung des Lebensstils. Dazu gehört das Trinken von täglich zwei Litern Wasser, was auch dem Harnsystem zugute kommt. Wie bereits erwähnt, braucht der Darm, um gut zu funktionieren, viel Obst, Gemüse und Vollkornprodukte. Bauchmuskeln lassen sich durch Radfahren im Liegen sowie Sit-ups (Übungen aus der Rückenlage in den Sitz) kräftigen. Regelmäßige Mahlzeiten sowie Toilettengänge und sportliche Betätigungen helfen beim Entwickeln guter Gewohnheiten.

So wie die Nerven, die das Harnsystem kontrollieren, bestehen auch die Nerven, die den Darm kontrollieren, aus autonomen oder unwillkürlichen Nerven, die automatisch durch Reflexe funktionieren, und willkürlichen Nerven, die dem Willen gehorchen. Sie haben alle ihren Ursprung im unteren Ende des Rückenmarks. Schäden an den unwillkürlichen Nerven verursachen Verstopfung, während Schäden an den willkürlichen Nerven zu Stuhlinkontinenz führen. Die für die Kontrolle des Stuhlgangs verantwortlichen Muskeln sind die Muskeln des Beckenbodens sowie der *M. puborectalis,* der unter anderem den Blasenhals stützt.

Kirsty

Kirsty war drauf und dran, magersüchtig zu werden. Sie glaubte, kein Gewicht ansetzen zu können, wenn die Nahrung nur rasch genug den Körper durchlaufe. Daher nahm sie immer größere Dosen pflanzlicher und später auch chemischer Abführmittel – bis ihr Darm nicht mehr darauf reagierte. Gegenwärtig verabreicht sie sich selbst dreimal in der Woche einen Einlauf. Wenn Kirsty ihrem Darm eine Ruhepause gönnt und sich danach einen gesunden Lebensstil mit einer an Kohlenhydraten und Proteinen reichen Ernährung angewöhnt, besteht die Hoffnung, daß sie sich wieder fängt.

Es ist nicht einfach, mit Stuhlinkontinenz umzugehen. Folgende Medikamente können hilfreich sein: Loperamid *(Imodium)* und Diphenoxylat *(Reasec)* wirken dadurch, daß sie das Volumen des Stuhls reduzieren. Wichtig ist, daß nach Beseitigung einer anfänglichen Blockierung der übermäßige Gebrauch von Abführmitteln, insbesondere von chemischen Stimulanzien wie Natrium picosulfat *(Laxoberal)*, vermieden wird. Verstopfung sollte mit einer Erhöhung des Verzehrs von Obst, Gemüse und Kleie sowie dem Trinken von viel Wasser bekämpft werden. Empfehlenswert ist, morgens als erstes einen Becher heißes Wasser zu trinken, dem tagsüber weitere zwei Liter Flüssigkeit folgen sollten.

Als erstes müssen chemische Abführmittel durch Osmolaxantien ersetzt werden, die Flüssigkeit in den Darm ziehen, wie Magnesiumsulfat. Danach sollte zu pflanzlichen Abführmitteln wie zum Beispiel Sennesblättern und anschließend zu Nahrungsmitteln wie Feigen, Pflaumen und Kleie gegriffen werden, um die Sache in den Griff zu bekommen. Ein Glyzerinzäpfchen als gelegentliches Hilfsmittel oder ein einfacher Einlauf verursachen ebenfalls keinen Schaden.

11 Blasenentzündung und Harnverhalt

Blasenentzündung (Zystitis)

Zystitis ist, wie alle anderen auf »itis« endenden Krankheitsbezeichnungen, eine Entzündung, in diesem Fall der Blase. Wenn die Harnröhre entzündet ist, spricht man von einer Urethritis. Jede Frau leidet höchstwahrscheinlich mindestens einmal in ihrem Leben unter einer Blasenentzündung.

Frauen sind viel anfälliger für dieses unangenehme Leiden als Männer. Dies rührt hauptsächlich daher, daß die weibliche Harnröhre, die die Blase mit der Außenwelt verbindet, weniger als ein Viertel der Länge der Harnröhre eines Mannes besitzt. Bakterien aus dem After, die Entzündungen der Blase auslösen können, haben einen kürzeren Weg zurückzulegen.

Weil bei Problemen unterhalb der Gürtellinie sehr oft im stillen gelitten wird, können keine genauen Zahlen für die Häufigkeit von Blasenentzündungen angegeben werden. Manche Quellen vermuten, daß eine von fünf Frauen gelegentlich darunter leidet, während es bei anderen heißt, »eine von drei« oder vage »die meisten Frauen« seien betroffen. Eine Blasenentzündung kann in jedem Alter auftreten, aber es gibt Altersgruppen, in denen sie gehäuft vorkommt, nämlich von 30 bis 40 und von 55 bis 65 Jahren. Während in den letzten Jahren die Anzahl bei der Gruppe der älteren Frauen leicht zurückging, ist sie bei jüngeren Frauen seit kurzem wieder angestiegen (ebenso wie die sexuell übertragenen Krankheiten). Ein Grund ist, daß Frauen bzw. junge Mädchen häufiger Geschlechtsverkehr haben als noch vor fünf Jahren, wodurch sich das Risiko einer Infektion oder Reizung erhöht.

Linda

Linda begann im Alter von 24 Jahren unter Blasenentzündungen zu leiden, kurz nachdem Jeff bei ihr eingezogen war. Es fing damit an, daß sie im Unterbauch einen Schmerz fühlte, den sie auf ihre Periode zurückführte. Dann bemerkte sie, daß sie viel häufiger als gewöhnlich Wasser lassen musste, wobei sie ein unangenehmes Gefühl, aber noch kein Brennen empfand. Sie sah in den Symptomen keinen Grund für einen Arztbesuch. Doch dann verletzte sie sich an der linken Hand, und die Wunde, die sie sich dabei zuzog, entzündete sich.

Ihr Hausarzt verordnete ihr daraufhin die fünftägige Einnahme eines Antibiotikums. Dadurch heilte nicht nur ihre Hand, sondern auch die Bauchschmerzen und das häufige Wasserlassen ließen nach. Linda hatte keine Ahnung gehabt, daß diese Symptome ebenfalls auf eine Infektion zurückzuführen waren – eine bakterielle Zystitis.

Symptome

Eine Blasenentzündung dauert gewöhnlich eine knappe Woche. Sie ist schmerzhaft und unangenehm, und die Erkrankten machen oft zum ersten Mal Bekanntschaft mit dem Übel Inkontinenz. Es handelt sich dabei meist um eine Dranginkontinenz, die noch lange andauern kann, selbst wenn die Blasenentzündung längst abgeheilt ist.

Wie beschrieben, hat man bei dieser Art der Inkontinenz einen nicht zu beherrschenden Harndrang. Denn bei der Blasenentzündung ist die Schleimhaut, die die Blase auskleidet, geschwollen und entzündet. Weil sie durch den Urin gereizt wird, versucht sie diesen praktisch alle paar Minuten loszuwerden. Auch wenn nur wenige Tropfen abgehen, ist es stets von einem unangenehmen Brennen und Stechen begleitet. Man nennt dies *Dysurie,* das charakteristische Symptom der Zystitis.

Ein weiteres Symptom ist ein dumpfer, anhaltender Schmerz im Unterleib, direkt vorne über dem Schambein. Nicht selten blutet die wunde, entzündete Blasenschleimhaut, wodurch sich der Urin verfärbt.

Manchmal bilden sich auch Blutklümpchen. Eine Zystitis wird oft von Fieber begleitet, es ist sozusagen die Hitze im Gefecht der Körperabwehr gegen die Bakterien. Besonders alte Menschen können unter Fieber zeitweise verwirrt sein.

Ursachen der Blasenentzündung

- Eine Infektion durch Kolibakterien, die vom Dickdarm über den After eingeschleust werden. Verschiedene Aktivitäten erhöhen das Risiko, zum Beispiel Geschlechtsverkehr, Reiten oder Radfahren. Irritationen können auch durch enganliegende Jeans, schlechtsitzende Unterwäsche oder die in letzter Zeit in Mode gekommenen Stringtangas ausgelöst werden. Schaumbäder, parfümierte Seifen und Körperlotionen, Intimsprays und Reinigungstüchlein tragen ebenfalls dazu bei. Talkumpuder, der auf trockenen Stellen durchaus lindernd wirken kann, ist so fein, daß er feuchte Haut durchdringt und dadurch verheerend wirkt. Auch Salben, die in der Werbung als besonders geeignet für die weibliche Hygiene angepriesen werden, können diese empfindliche Stelle reizen, besonders während der Menstruation.
- Vaginitis, bei der die vaginale Schleimhaut gereizt und entzündet ist. Darunter leiden Frauen nach der Menopause, bei denen sich die abnehmende Östrogenproduktion bemerkbar macht.
- Ein Stein in der Blase, eine Katheterisierung, aber auch ein schlecht sitzender Tampon, was Reizungen auslösen kann. Das gleiche gilt für einige Methoden der Empfängnisverhütung, wie zum Beispiel ein Diaphragma oder eine Spermien abtötende Salbe. Manche dieser Mittel können auch Schwierigkeiten beim Entleeren der Blase verursachen.
- Rauchen
- Unvollständige Entleerungen der Blase, die zu einer Harnstagnation führen
- Der Druck der Gebärmutter auf die Blase in den ersten Monaten der Schwangerschaft

All diese Ursachen einer Irritation der Blase können die Symptome der bakteriellen Zystitis hervorrufen. Bei einer näheren Untersuchung wird jedoch bei 20–30 % der Frauen mit diesen Symptomen keine Entzündung festgestellt.

Wiederkehrende Blasenentzündungen

3 % der Frauen leiden unter immer wiederkehrenden Blasenentzündungen. Bei drei oder mehreren Attacken pro Jahr spricht man von einer rezidivierenden Zystitis. Sie kann zu einem regelmäßigen Ereignis im Leben einer Frau werden. Oft spürt sie schon zwölf Stunden vorher, daß wieder eine Blasenentzündung im Kommen ist.

Jeder der oben aufgeführten Risikofaktoren kann für das Wiederauftreten verantwortlich sein, wobei die unvollständige Entleerung der Blase einer der Hauptgründe ist. Manchmal kommen auch unspezifische Auslöser wie Erschöpfung, Streß, Müdigkeit oder kleinere Unpäßlichkeiten wie ein Schnupfen oder Husten in Frage. Es ist empfehlenswert, nach einer Verbindung zwischen bestimmten Ereignissen und einer Attacke zu suchen.

Wie kann das Risiko einer Blasenentzündung vermindert werden?

- Trinken Sie täglich 1 ½, besser noch 2 Liter Wasser oder auf Wasser basierende Getränke (verzichten Sie auf sprudelnde oder schäumende Sorten). Dadurch wird der Urin verdünnt, und Blase und Harnröhre werden durchgespült.
- Trinken Sie Preiselbeersaft. Die Beeren enthalten Tannin in konzentrierter Form, die das Andocken der Kolibakterien an die Zellen des Harnsystems verhindern.
- Falls kein Preiselbeersaft zur Verfügung steht, trinken Sie Gerstenextrakt, Natriumcarbonat oder Kaliumpermanganat aufgelöst in Wasser. Sie säuern den Urin an und machen ihn widerstandsfähiger gegen Organismen.

- Entleeren Sie Ihre Blase jedesmal vollständig, damit kein Resturin in der Blase bleibt.
- Wischen Sie nach jedem Stuhlgang und jeder Harnentleerung von vorn nach hinten. Benutzen Sie zum Reinigen lauwarmes Wasser.
- Vermeiden Sie sehr heiße Vollbäder – sie können Entzündungen auslösen.
- Wenn Sie Vorlagen tragen, waschen Sie sich bei jedem Wechsel.
- Gehen Sie nach dem Geschlechtsverkehr auf die Toilette, und waschen Sie sich.
- Schützen Sie sich vor Unterkühlungen, besonders am Rücken.

Wenn sich Blasenentzündungen immer nur nach dem Geschlechtsverkehr einstellen, kann dies durch eine einmalige Dosis Antibiotikum, zum Beispiel Trimethoprim, vorher oder kurz danach, verhindert werden. Eine andere Vermeidungstaktik besteht notfalls darin, über längere Zeit ein Antibiotikum einzunehmen, in der Hoffnung, so einer wiederkehrenden Infektion zu entgehen.

Interstitielle Zystitis

Hierbei handelt es sich um ein chronisches Leiden. Die wichtigsten Symptome sind Drang und vermehrte Häufigkeit des Wasserlassens, Schmerzen im Unterleib sowie oft auch Inkontinenz. Die Häufigkeit kann so aussehen, daß alle zehn Minuten Wasser gelassen werden muß, was die Betroffenen zur Verzweiflung treibt. Der Schmerz im Unterbauch ist ständig da, wenn auch nicht sehr stark. Im Urin findet man häufig Blut, ein Alarmsignal, das nie ignoriert werden darf.

Der interstitiellen Zystitis können eine Serie normaler, durch Bakterien oder Reizungen verursachte Blasenentzündungen vorangehen. Obwohl es sich um eine andere Krankheit handelt, wird sie oft fälschlicherweise als rezidivierende Zystitis diagnostiziert. Ihre Ursache ist unbekannt. Sie wird weder bakteriell noch durch die anderen für Blasenentzündungen bekannten Ursachen hervorgerufen. Es besteht auch keine Verbindung zu sexuellen Aktivitäten.

Die Erkrankung betrifft hauptsächlich Frauen. Statistisch gesehen ist sie ziemlich selten, Studien gehen von 20–60 Patientinnen unter 100 000 Frauen aus, 95 % davon weißer Hautfarbe. Hat sich die Krankheit einmal etabliert, nimmt sie unerbittlich ihren Lauf.

Manche vertreten die Ansicht, daß es sich um eine Autoimmunkrankheit handelt, bei der das Immunsystem körpereigenes Gewebe angreift, weil es als fremd empfunden wird. Gewebeproben haben gezeigt, daß die Blasenschleimhaut bei dieser Form der Zystitis verdickt und entzündet ist und Anteile von Fibrose oder Vernarbung aufweist. Das macht die Blase starr und unflexibel und reduziert ihr Fassungsvermögen – ein zusätzlicher Grund für häufiges Wasserlassen. Die Schleimhaut blutet auch oft und ist durch die Entzündung besonders empfindlich. Das Trinken von Preiselbeersaft, hilfreich bei anderen Formen der Blasenentzündung, verursacht schreckliche Schmerzen, weil er für die bei der interstitiellen Zystitis überempfindliche Blase zu sauer ist.

Die Mehrzahl der Betroffenen befindet sich im mittleren Alter, aber die Krankheit kann ab dem zwanzigsten Lebensjahr in jedem Alter zuschlagen. In den letzten Jahren gab es eine Zunahme bei der Altersgruppe der Zwanzig- bis Dreißigjährigen. Oft dauert es mehrere Jahre, bis die richtige Diagnose gestellt wird. Endgültig bestätigt wird der Verdacht durch eine Zystoskopie – eine Spiegelung der Blase – und die Untersuchung der dabei entnommenen Gewebeprobe unter einem Mikroskop.

Behandlung

Die Behandlung ist, in Unkenntnis der Ursachen der Krankheit, schwierig. Folgende Medikamente können zum Einsatz kommen:

- Antibiotika über die Dauer von mindestens drei Monaten
- Parazetamol, Aspirin und andere entzündungshemmende Medikamente
- Steroide in schweren Fällen, zum Beispiel Prednisolon
- orale Blasenantibiotika, zum Beispiel Nitrofurantion *(Furadantin)*
- Antihistaminika wie Chlorphenamin

- Antidepressiva wie Imipramin *(Tofranil)*, weil viele Betroffene auf Grund ihres Zustandes Depressionen entwickeln

Diese Medikamente werden in der Hoffnung – nicht in der Gewißheit – verabreicht, hilfreich zu sein. Wird die Situation wirklich unerträglich, ist der letzte Ausweg eine Zystektomie – eine chirurgische Entfernung der Blase und die Schaffung eines Ersatzorgans aus einem Stück des Dünndarms. Nur wenige Chirurgen haben Erfahrung mit dieser Operation.

Harnweginfekte bei Kindern

Eine Harnweginfektion trifft 1 % der Jungen unter elf Jahren und dreimal so viele Mädchen. Meistens tritt sie in den ersten zwölf Lebensmonaten auf. In ungefähr der Hälfte der Fälle besteht ein *vesiko-renaler Reflux*, einen Rückwärtsfluß des Urins von der Blase über die Harnleiter in die Nieren. Dadurch entsteht das Risiko einer *Pyelonephritis*, einer Nierenbeckenentzündung. Um die Gefahr einer dauerhaften Schädigung der Nieren auszuschließen, müssen Kinder mit einem Harnweginfekt sehr genau untersucht werden. Bei Babys geschieht dies mittels Ultraschall und einer späteren Röntgenaufnahme des Nieren-Harnleiter-Blasen-Traktes.

Ein operativer Eingriff kann erforderlich sein, wenn es wiederholt zu Infektionen kommt oder wenn der Reflux anhält. Die Eltern müssen darauf achten, daß das Kind keine Verstopfung entwickelt und daß es viel Wasser trinkt.

Die regelmäßige Verabreichung einer schwachen Dosis eines Antibiotikums vermag den Teufelskreis von Genesung und neuerlicher Infektion in der Regel zu durchbrechen. Bei häufigen Infektionen muß als eventuelle Ursache auch sexueller Mißbrauch in Betracht gezogen werden.

Pyelonephritis (Entzündung des Nierenbeckens und der Niere)

Hierbei handelt es sich um die häufigste Komplikation bei Blasenentzündungen. Sie birgt das Risiko einer dauernden Vernarbung der Nieren, was zu einem Nierenversagen führen kann. Eine Entzündung der Nieren und des Nierenbeckens kann sich aus einer Blasenentzündung entwickeln, bei der sich die Bakterien im Urin durch die Harnleiter nach oben ausbreiten. Die charakteristischen Symptome sind hohes Fieber sowie Schmerzen im Lendenbereich, gewöhnlich auf einer Seite stärker als auf der anderen.

Die Diagnose erfolgt über eine Urinanalyse. Ein mit Chemikalien beschichteter Teststreifen wird in eine Urinprobe getaucht. Dabei können zwei Tests durchgeführt werden: der Leukozytenesterase-Test, der Eiterzellen im Urin nachweist, und der Nitrit-Test, der das Vorhandensein von Bakterien anzeigt, die Nitrat in Nitrit verwandeln.

Bei einer schweren Erkrankung wird eine Urinprobe unter dem Mikroskop untersucht. Sie wird aus dem Mittelstrahl gewonnen, um sie möglichst keimfrei zu erhalten. Eiterzellen und Bakterien können identifiziert werden, wodurch der Teststreifen-Befund bestätigt wird. Gleichzeitig werden Tests gemacht, um herauszufinden, auf welches Antibiotikum die Bakterien ansprechen. Eine Röntgenaufnahme des Harnsystems – Nieren, Blase und Harnleiter – sowie eine Ultraschalluntersuchung zeigen, ob es Steine und andere Abnormalitäten im oberen Teil des Harnsystems gibt, wie Verengungen der Harnröhre, hervorgerufen durch frühere Infektionen mit Vernarbungen und, bei Männern, eine vergrößerte Prostata, die Druck ausübt.

Bakterien nisten sich in der Schleimhaut des Harnsystems ein und richten Schaden an. Preiselbeersaft hilft, dies zu verhindern. Harnwegsinfektionen stellen besonders in der Schwangerschaft ein Risiko dar, und Pyelonephritis ist eine ernsthafte Komplikation. Vor der Einführung der Antibiotika waren Entzündungen des Nierenbeckens und der Niere verantwortlich für eine ganze Anzahl von Todesfällen werdender Mütter. Es ist wichtig, die Krankheit umgehend zu diagnostizieren und zu behandeln.

Blasenkrebs

Blasenkrebs befällt, im Gegensatz zu den meisten anderen Problemen mit dem Harnsystem, in der Mehrheit Männer. Es ist bei ihnen die vierthäufigste Krebsart, nach Prostata-, Lungen- und Darmkrebs. Zu Blasenkrebs führen u. a. Chemikalien wie Anilinfarbstoffe und Benzidin. Einem vermehrten Risiko ausgesetzt sind daher Beschäftigte in chemischen Reinigungen sowie Maler, Dekorateure und Automechaniker. Auch Rauchen und ein Stein in der Blase erhöhen das Risiko, und zwar um das Zehnfache. Beides reizt die Blasenschleimhaut.

Das erste Symptom der Krankheit ist Blut im Urin, im Gegensatz zu Blasenentzündungen ohne daß Schmerzen auftreten. Anfangs kann es auch zu vermehrter Häufigkeit, Drang und Schmerzen beim Wasserlassen kommen, wie bei einer einfachen Zystitis. Schmerzen im Lendenbereich sind charakterisch, entwickeln sich jedoch oft erst später, wenn einer der Harnleiter durch den Tumor blockiert wird.

Die Behandlung eines Blasenkrebses besteht in einer Operation. Glücklicherweise sind bei Blasenproblemen die gutartigen Formen viel häufiger, besonders bei Frauen.

Elisabeth

Elisabeth, eine Witwe von 60 Jahren, hatte, wie sie sich ausdrückte, »immer« eine schwache Blase gehabt. Sie litt vier- bis fünfmal im Jahr unter einer Blasenentzündung, bei der sie jeweils fürchtete, die Toilette nicht mehr rechtzeitig zu erreichen, obwohl sie es im allgemeinen schaffte. Kaum hatte sie sich von einer Blasenentzündung erholt, machte sich bald die nächste bemerkbar. Es gab deshalb kaum eine Zeit, in der sie nicht Angst hatte, sich naß zu machen. Ihr Leben war von dieser einen Sorge beherrscht. Antibiotika waren zwar hilfreich, schafften das Problem jedoch immer nur für kurze Zeit aus der Welt.

Ihr Arzt stellte eine Reihe von Untersuchungen an, einschließlich eines Ultraschalls der Blase. Wie sich herausstellte, war der Grund für die wiederkehrenden Infektionen ein Blasenstein, der wohl u. a. durch die unvollständigen Entleerungen der Blase entstanden war, wodurch immer Restharn übriggeblieben war. Elisabeth suchte ein Krankenhaus auf, das für die Behandlung von Steinen eingerichtet war. Als Selbsthilfe begann sie, mehr Wasser zu trinken und Übungen zu absolvieren, um die Muskeln ihres Harnsystems zu stärken.

Harnverhalt

Falls Inkontinenz Ihr Schreckgespenst ist, wäre es möglich, daß Sie Schwierigkeiten, Wasser zu lassen, eher als etwas Willkommenes ansehen könnten. Doch dies bereitet ebenfalls viele Unannehmlichkeiten und eine besondere Art der Inkontinenz – das Überlaufen.

Akuter Harnverhalt

Es gibt den totalen, in der Regel plötzlich auftretenden Verlust der Fähigkeit, Wasser zu lassen, begleitet von einem starken Unbehagen bis hin zu schrecklichen Schmerzen. Normalerweise kündigt sich eine solche Situation bereits längere Zeit vorher durch erschwertes Wasserlassen an, zum Beispiel durch ein vorübergehendes Innehalten des Urinflusses oder einen schwachen Strahl, der in ein langsames Tröpfeln entartet. Manchmal kann ein Harnverhalt aber auch gänzlich aus heiterem Himmel auftreten. Männer sind häufiger davon betroffen als Frauen, da der häufigste Grund der Druck der Prostata auf die Harnröhre ist. Diese Drüse umschließt den Ausgang am Blasengrund und neigt dazu, sich vom mittleren Alter an zu vergrößern. Im Alter von 80 Jahren leiden die meisten Männer unter Symptomen, die mit einer Vergrößerung der Prostata zusammenhängen.

Auch wenn ein akuter Harnverhalt bei Frauen selten vorkommt, sind sie doch nicht vollständig dagegen gefeit. Eine Blockierung kann durch den Druck eines Myoms – eine gutartige Geschwulst der Gebärmutter – ausgelöst werden. Die umgehende Behandlung sieht bei Männern wie Frauen gleich aus: Ableiten des gefangenen Urins mittels eines Katheters. Gewöhnlich wird dieser durch die Harnröhre in die Blase eingeführt, doch wenn dies in der Vergangenheit bereits problematisch war, wird der Katheter durch einen Bauchschnitt direkt über dem Schambein eingeführt. Man nennt dies eine suprapubische Katheterisierung. Nachdem in der akuten Situation eine Erleichterung herbeigeführt worden ist, muß die zugrundeliegende Ursache gesucht und eine dementsprechende Behandlung angeschlossen werden.

Chronischer Harnverhalt

Auch hier sind die männlichen Betroffenen in der Überzahl, jedoch nicht so deutlich wie beim akuten Harnverhalt. Der chronische Verlauf schleicht sich allmählich ein. Manchmal beginnt es mit nächtlichem Bettnässen; die Blase ist nicht vollständig entleert und weist daher nur eine begrenzte Kapazität auf. Sie kann sich dadurch rasch füllen und läuft dann während des Schlafes über – das gleiche Resultat wie beim kindlichen Bettnässen, jedoch aus unterschiedlichem Grund.

Nach der Katheterisierung tritt oft der spontane Impuls auf, auf natürlichem Weg Wasser zu lassen. Dies wird postobstruktive Diurese (Harnausscheidung nach Beseitigung eines Hindernisses) genannt.

Symptome

Symptome des chronischen Harnverhalts sind:

- Verzögerung – man hat das Gefühl, Wasser lassen zu müssen; auf der Toilette angekommen, dauert es jedoch noch einige Momente, bis der Urinstrahl einsetzt. Zudem kommt nur ein schwacher, unregelmäßiger Strahl, der in ein Tröpfeln übergeht. Zu guter Letzt hat man das Gefühl, die Blase nicht vollständig entleert zu haben, manchmal werden nur 25 ml ausgeschieden. Der in der Blase verbleibende Urin, auch Restharn genannt, kann 200–300 ml betragen – genug, um einen großen Becher zu füllen. Diese abgestandene Restharnmenge ist der beste Nährboden für Harnwegsinfekte und die Entstehung von Blasensteinen.

- Überdehnung der Blase durch überschüssigen Urin. Sie wölbt sich dann über die Schambeinfuge am unteren Ende des Bauches hinaus und kann durch die Bauchdecke getastet werden.
- Dysurie – brennender Schmerz beim Wasserlassen, der meist auf eine Infektion zurückzuführen ist.
- Strangurie – zum Harnverhalt kommt akuter Schmerz, ein fast ausschließlich männliches Problem.
- Hämaturie – Blut im Urin.
- Gesteigerte Häufigkeit aufgrund des verminderten Fassungsvermögens der Blase.
- Starke Anstrengung beim Wasserlassen. Dies ist auf unregelmäßige und schwache Kontraktionen des Blasenmuskels wegen einer Überdehnung zurückzuführen.
- Dringlichkeit, manchmal auch Dranginkontinenz, ebenfalls aufgrund einer instabilen Blasenaktivität.

Gründe des Harnverhaltes

- Eine benigne Prostatahyperplasie (gutartige Prostatavergrößerung). Wie das Myom der Frau ist dieser Tumor an sich harmlos, kann aber Probleme bereiten, wenn er auf das umliegende Gewebe drückt und – in diesem Fall – den Blasenausgang einengt.
- Prostatakrebs verursacht ähnliche Blockierungen, kommt aber seltener vor. Warnsignale sind Blut im Urin.
- Verstopfung mit steinhartem Stuhlgang kann ebenfalls der Grund für eine Blockierung sein.
- Verengungen der Harnröhre aufgrund früherer Infekte und Vernarbungen.
- Zystitis und Urethritis.
- Ein Myom und manchmal auch eine Zyste am Eierstock können auf den Blasenhals drücken.
- Harnsteine (oft zurückzuführen auf Restharn und Infekte). Eine Behandlung ist nicht nur wichtig, weil die Blockierung behoben werden muß, sondern auch weil die Betroffenen empfänglich für Infektionen und Blut im Urin sind und ein erhöhtes Risiko für Bla-

senkrebs aufweisen. Die Behandlung erfordert teure High-Tech-Geräte, die es nur in wenigen spezialisierten Zentren gibt.

- Blasenhals-Dyssynergie ist eine Funktionsstörung, bei der die Entspannung des Harnröhrenschließmuskels nicht mit den Kontraktionen des Blasenmuskels harmoniert. Eine Röntgenaufnahme mit Kontrastmittel zeigt, ob durch diese Unstimmigkeit der Urin in der Blase nicht abfließen kann.
- Schmerzen beim Wasserlassen können auch zu Harnverhalt führen. Vermeidet man aus verständlichem Grund das Wasserlassen, blendet das Gehirn diesen Vorgang aus seinem Repertoire aus, und man braucht Zeit, es wieder zu lernen. Schmerzen nach Operationen, besonders nach einem Inkontinenz-Eingriff, aber auch Geburten lösen oft Harnverhalt aus. Die Störung ist im allgemeinen vorübergehend.
- Geburt. Nach einer Geburt gibt es häufig Probleme beim Wasserlassen, besonders wenn durch eine Lumbalanästhesie die Nervenversorgung der Blase zeitweise ausgeschaltet wurde. Nach einer solchen Anästhesie wird in der Regel für die Dauer von 12 Stunden (oder bis die normalen Empfindungen wieder zurückgekehrt sind) ein Katheter gesetzt. Eine lange oder schwierige Geburt oder eine Zangengeburt erhöhen das Risiko einer Verletzung von Nerven und Muskeln.

Avril

Avril war 21 und in guter körperlicher Verfassung, als sie ihr erstes Kind bekam. Weil sie eine Skoliose hatte, eine seitliche Verkrümmung der Wirbelsäule, konnte ihr keine Lumbalanästhesie gegeben werden. Es wurde deshalb vereinbart, während der Geburt die alte Methode mit Gas und Sauerstoff anzuwenden. Die Schläfrigkeit kam und ging, je nachdem, wieviel Stickstoffoxydul (Lachgas) sie einatmete. Die Schmerzen hielten sich dadurch in Grenzen. Sie war glücklich, die Sache gut überstanden zu haben, und freute sich über ihren hübschen Jungen, der nahezu sieben Pfund wog. Doch dann mußte sie entdecken, daß sie kein Wasser lassen konnte. Sie strengte sich noch mehr an, und als trotzdem nichts passierte, geriet sie in

Panik. Die Schwester redete beruhigend auf Avril ein und forderte sie auf, eine große Tasse Tee zu trinken. Gleichzeitig drehte sie die Wasserhahnen beider Waschbecken auf. Plötzlich entspannte sich der Schließmuskel der Harnröhre, und das Problem war gelöst. Manchmal hat auch ein warmes Bad dieselbe Wirkung auf die Blase oder elektrische Heizkissen, die Bauch und Rücken wärmen.

Unvollständige Entleerungen, Funktionsstörungen des Blasenmuskels, Harnverhalt und Überfluß-Inkontinenz können auch aufgrund folgender neurologischer Krankheiten oder Schädigungen des Nervensystems eintreten:

- Zerebrovaskulärer Durchblutungsstörungen, das heißt einer Verstopfung oder Blutung der Arterien im Gehirn durch hohen Blutdruck, was manchmal einen Gehirnschlag verursacht
- Alzheimer
- Parkinson
- Multipler Sklerose
- einer Schädigung des vorderen Gehirnlappens
- eines Tumors oder einer Verletzung am Rückenmark
- Spina bifida
- eines Bandscheibenvorfalls mit eingeklemmtem Nerv

Behandlung

Die *transurethrale Prostatektomie,* die chirurgische Entfernung der Prostata durch die Harnröhre, ist die Standardbehandlung, wenn es aufgrund einer gutartigen Vergrößerung der Prostata Schwierigkeiten beim Wasserlassen gibt. Die Operation verläuft meist erfolgreich, abgesehen von relativ häufig auftretenden Komplikationen wie Verlust der Libido, falsche Ejakulation und Impotenz. Es kann auch zu einer Instabilität des Blasenmuskels und zu Inkontinenz kommen. Diese Nebenwirkungen zeigen sich seltener bei einer suprapubischen Prostatektomie, bei der ein Bauchschnitt oberhalb des Schambeins gemacht wird. Hierbei handelt es sich jedoch um einen größeren operativen Eingriff.

Aus anderen Gründen aufgetretene Schwierigkeiten beim Wasserlassen erfordern andere Behandlungsweisen. Eingriffe sind auch nötig bei Steinen, einer Überaktivität des Blasenmuskels oder wenn durch die Blase Druck auf die Nieren ausgeübt wird. Ebenfalls behandelt werden müssen Infekte, Hämaturie (Blut im Urin), größere Mengen von Restharn oder eine unkontrollierbare Inkontinenz.

In anderen Situationen gibt es eine Reihe weiterer möglicher Vorgehensweisen:

- Wachsames Abwarten oder »Abwarten und Tee trinken«
- Verabreichung von Indoramin *(Wydora)*, einem Alpha-Blocker-Medikament
- Mikrowellen- oder Laser-Ablation der Prostata

Claire

Das Problem von Claire hieß William. Er war zehn Jahre älter als sie und hatte mit seinen mittlerweile 60 Jahren gelegentlich, aber mit zunehmender Tendenz, Probleme mit unerwarteten Episoden von Dranginkontinenz. Meistens passierte es, wenn sie bei irgendwelchen gesellschaftlichen Anlässen waren, wie Einladungen zum Abendessen, Empfängen und ähnlichem. Für William kam es immer überraschend, und Claire war es schrecklich peinlich. Schließlich überredete sie ihn, einen Arzt aufzusuchen. Dieser untersuchte ihn gründlich, wozu auch, zu Williams stiller Empörung, das rektale Abtasten der Prostata gehörte. Dabei konnte der Arzt eine glatte, schmerzfreie, etwas vergrößerte Prostatadrüse erfühlen.

Die Vorstellung eines chirurgischen Eingriffs erfüllte William mit Schrecken. Er hatte gehört, daß eine Prostatektomie das Ende seines Sexuallebens bedeuten würde, für ihn etwas Unvorstellbares. Er war aber einverstanden, Medikamente einzunehmen, und wollte den Rat des Arztes befolgen, seinen Konsum von Alkohol und Tee drastisch einzuschränken.

Williams Beschwerden verschwanden zwar nicht gänzlich, doch die Befolgung der Ratschläge half ihm, mit dem Problem besser zurechtzukommen.

12 Gedanken und Gefühle – der psychologische Aspekt

Inkontinenz ist weder schmerzhaft noch entstellend, aber sie ist quälender und beschämender als andere gesundheitliche Störungen. Die Lebensqualität der Betroffenen leidet beträchtlich. Sie kämpfen mit Scham- und Schuldgefühlen und leben in der ständigen Angst, sich öffentlich zu blamieren. Für viele ist dies ein Alptraum – ein Alptraum, der jederzeit Wirklichkeit werden kann.

Vergangenen Sonntag ging ich in die Kirche, um mit den Kindern Weihnachtslieder zu singen. Mir blieb nicht verborgen, daß drei Sitze in der hinteren Reihe einen verräterischen runden Fleck in der Mitte hatten. Ich empfand Mitgefühl für die drei Damen aus dem Altersheim, die immer auf diesen Stühlen sitzen. Ihre Blasen hatten sie im Stich gelassen, und leider hatte ihnen niemand gesagt, daß es Mittel gibt, das ständige Risiko eines solchen Malheurs zu minimieren. Schätzungsweise 48 % der Inkontinenten bekommen keine Hilfe, weil sie ihr Problem geheimhalten.

Der richtige Umgang mit Inkontinenz bringt viele Verbesserungen und manchmal sogar eine totale Heilung. Deshalb sollte man Mut fassen und Hilfe erbitten, auch wenn Wochen, wenn nicht gar Monate vergehen werden, bis eine Besserung oder Heilung eintritt. So lange müssen die Betroffenen leider weiter mit Ängsten, Schuldgefühlen und Depressionen kämpfen.

Angstgefühle

Ängste sind unter diesen Bedingungen normal. Wer beim Autofahren plötzlich das Gefühl hat, keine Kontrolle mehr über Geschwindigkeit und Richtung zu haben, bekommt Angst. Genauso ist es, wenn die

Kontrolle über die Blase verlorengeht. Im Kopf rasen die Gedanken, und der Herzschlag erhöht sich, während man panisch überlegt, was sein wird, wenn es gerade jetzt passiert – »jetzt, wo ich mich mitten in der Einkaufspassage befinde«. Die Muskeln verkrampfen und beginnen zu zittern. Das Laufen fällt schwer. Ängste stimulieren die Blase, und ein akuter Drang, Wasser zu lassen, setzt ein, selbst wenn man gerade vor fünf Minuten auf der Toilette gewesen ist.

Ständige Sorgen um die Blase lasten schwer, aber niemand sieht oder ahnt, daß man gerade Höllenqualen leidet – weil man sich beispielsweise überlegt, ob man das Konzert durchhalten wird, ohne die ganze Reihe zu stören, wenn man in der Mitte der Vorstellung die Toilette aufsuchen muß, oder – noch schlimmer – ob man das Örtchen noch rechtzeitig erreicht.

Es gibt zwei Mittel, gegen chronische Ängste vorzugehen. Das erste ist, sie zur Sprache zu bringen, sie einem mitfühlenden Menschen anzuvertrauen. Das nimmt ihnen etwas von ihrer Bedrohung. Das zweite ist die kognitive Annäherung an das Problem.

Dies bedeutet, daß unter Anleitung eines Therapeuten negative Gedanken durch positive ersetzt werden. Sie reden sich nicht mehr ein, daß an der nächsten Ecke eine Katastrophe auf Sie wartet, sondern Sie sind vielmehr entschlossen, die Übungen zur Kontrolle der Blase zu lernen und konsequent durchzuführen. Ihre Wirksamkeit ist erwiesen, wenn man die nötige Ausdauer aufbringt. Gleichzeitig suchen Sie sich neue Interessen, um Ihre Gedanken abzulenken. Belegen Sie zum Beispiel einen Kurs in Kunstgeschichte, spielen Sie Gitarre, häkeln Sie eine Mütze oder treten Sie einem Chor bei.

Sie haben vielleicht nicht die Geduld, den langsamen, aber erfolgversprechenden Weg zu gehen, ohne rasche Ergebnisse zu sehen. Sie brauchen eine sofortige Hilfe, wollen aber mit den oben beschriebenen Methoden weiterfahren. Tun Sie das, gönnen Sie sich aber auch die sofortige beruhigende Wirkung einer kleinen Dosis eines Anxiolytikums *(anx* bedeutet Angst, *lytik* lösend). Die bekanntesten sind Diazepam *(Valium),* aber es gibt auch Alprazolam *(Xanax)* oder Buspiron *(Bespar),* die zu unterschiedlichen Medikamentenfamilien gehören. Sie verringern nicht nur die Ängste, sie verhelfen auch zu Schlaf.

Schlaflosigkeit

Schlaflosigkeit ist ein quälendes Symptom bei Ängsten. Körper und Geist weigern sich zu entspannen, wenn man sich nach getaner Arbeit am Ende des Tages todmüde ins Bett legt. Medikamente dämpfen die sorgenvollen Gedanken und helfen, in den Schlaf zu fallen, aber nach ein oder zwei Wochen läßt die Wirkung nach.

Setzen Sie die Medikamente ab, sobald Sie wieder einigermaßen gut schlafen. Übungen helfen, sich körperlich und seelisch zu entspannen, ohne die Konzentration zu beeinträchtigen.

Schuldgefühle

Am zweithäufigsten nach den Angstgefühlen sind Schuldgefühle. Natürlich sind sie unberechtigt. Sie wissen genau, daß Sie nicht absichtlich inkontinent sind, aber trotzdem machen Sie sich Vorwürfe. Schuldgefühle und Depressionen sind eng miteinander verwandt. Sie gehen auf die frühe Kindheit zurück, als die schwärzesten Tage diejenigen waren, in denen Sie sich in den Augen der Eltern schlecht benommen hatten. Weil Sie unartig gewesen waren, kamen Sie sich verfemt und ausgestoßen vor. Noch vor Ihrem zweiten Lebensjahr haben Sie gelernt, daß »sauber und trocken« gleichbedeutend wie »gut« ist und daß Urin und Stuhlgang etwas »Schmutziges« ist, das sich im Töpfchen auf wundersame Weise in etwas »Gutes« verwandelt.

Schuldgefühle, gegen die vergeblich angekämpft wurde, können in eine klinische Depression führen. Diese manifestiert sich in einem Gefühl der Hoffnungslosigkeit und einem Verlust an Vitalität. Sie schlafen zwar, wachen aber unausgeruht und viel zu früh auf. Inkontinenz kann ein Symptom sein, eine Art Tränenvergießen.

Während eine klinische Depression auf eine kognitive Psychotherapie ansprechen kann, gibt es bei der Krankheit auch oft eine chemische Komponente, die besser mit Antidepressiva behandelt wird. Das bekannteste ist Fluoxetin *(Fluctin)* aus der Gruppe der Serotonin-Wiederaufnahme-Hemmer (Selective Serotonin Reuptake Inhibitors, SSRI).

Sie erhöhen die Verfügbarkeit von Serotonin, einem chemischen Botenstoff, der die Stimmung hebt.

Bei einer schwächeren Depression ist es oft hilfreich, die durch Inkontinenz hervorgerufene Niedergeschlagenheit zu bekämpfen, indem man einer Selbsthilfegruppe beitritt. Geteiltes Leid ist halbes Leid oder zumindest ein Leiden, das in die richtige Perspektive gerückt wird. Es ist beruhigend, zu entdecken, daß andere Menschen dieselben Schwierigkeiten haben. Beim gegenseitigen Erzählen von Horrorgeschichten läßt sich der Sache sogar eine komische Seite abgewinnen; man kann Tips austauschen, wie sich schwierige Situationen meistern lassen, zum Beispiel der Aufenthalt im Heim von Freunden, lange Wanderungen in der Gruppe, ein Opernbesuch in Begleitung eines Enthusiasten oder eine Beerdigung, bei der ein bissiger Ostwind die Blase kühlt.

Die »großen Experten« beharren darauf, die Blase nicht zu leeren, wenn sie nur halb voll ist, nur »um auf der sicheren Seite zu sein«. Doch wenn Sie bei einer wichtigen Veranstaltung zwei bis drei Stunden in der Öffentlichkeit verbringen müssen, ist es weise, mit einer geleerten Blase am Ort des Geschehens zu erscheinen und koffeinhaltige Getränke wie Kaffee zu meiden. Wenn Sie Vorlagen tragen, nehmen Sie die saugfähigste Größe und packen noch zwei Ersatzexemplare in die Tasche. Wahrscheinlich werden Sie weniger Urin verlieren, wenn Sie das Gefühl haben, alle Vorkehrungen getroffen zu haben. Sobald dieses Ereignis vorüber ist, kehren Sie zu Ihrem Trainingsprogramm zurück, das heißt, Sie versuchen, den Urin eine bestimmte Zeit zu halten, und vergrößern diese Zeitspanne allmählich.

Ein Inkontinenz-Problem macht jeden Aufenthalt außer Haus zu einer Unternehmung. Pessimisten oder Vorsichtige bereiten sich auf alle Eventualitäten vor, indem sie im voraus herausfinden, wo sich die Toiletten befinden, und sie packen für alle Fälle ein tragbares Flaschenurinal ins Handgepäck.

Lebensqualität

Inkontinenz beeinträchtigt Ihre Lebensqualität zweifellos. Um dem entgegenzuwirken, sollten Sie als erstes den Konsum von Kaffee, Tee, sprudelnden Getränken, Alkohol und Zigaretten einschränken, weil all dies eine stimulierende Wirkung auf die Blase ausübt. Weitergehende Einschränkungen ergeben sich je nach psychologischer Reaktion auf die Inkontinenz.

- Reisen stellen ein Problem dar – angefangen von einem Einkaufstrip in die Stadt bis zu einer Safari durch Afrika. Sie bedingen, sich kundig zu machen, wie das Toilettenproblem gelöst werden kann. Sie wollen nicht gerade den Drang verspüren, unbedingt eine Toilette aufsuchen zu müssen, wenn Sie sich in der Schlange vor der Supermarktkasse befinden oder auf den Aufruf Ihres Fluges warten. Im Ausland haben Sie vielleicht Verständigungsprobleme und suchen verzweifelt nach dem entsprechenden Piktogramm. Zum Glück findet man diese mittlerweile fast überall.

  Auch auf großen Bahnhöfen gibt es eine Menge Hindernisse. Als erstes gilt es die Toiletten überhaupt zu finden, dann muß, um sie zu erreichen, oft mit dem Gepäck treppauf und treppab gelaufen werden. Für Frauen mit Kleinkindern kann dies besonders mühsam sein, und es kommt auch häufig vor, daß die Toilettenabteile nicht groß genug für Mutter, Kind und Buggy sind. Wichtig ist, möglichst viel Zeit für diese Dinge einzuplanen.
- Feiern und Jubiläen, die einst Freude bereitet haben, können zu einer Nervenprobe werden.
- Restaurants und sonstige Gelegenheiten, auswärts zu essen, werden im allgemeinen gut gemeistert, es sei denn, Sie verschlucken sich und bekommen einen Hustenanfall. Dann kommt es darauf an, ob die schnell reagierenden Muskeln der Harnröhre diesen Test bestehen.
- Kulturelle Unternehmungen in Form von Theater, Konzert, Kino oder Oper sind dann problematisch, wenn die Vorstellung länger dauert als die Zeitspanne, die von Ihrer Blase toleriert wird. Doch

wenn man den Anfragen von Freunden nie nachkommt, werden diese eines Tages aufhören zu fragen. Um Ihre Beziehungen aufrechtzuerhalten, sollten Sie die meisten Einladungen annehmen und sich anschließend überlegen, wie Sie sie zu meistern gedenken. Denn von Beziehungen zur Familie, zu Freunden und Partnern hängt unsere Lebensqualität wesentlich ab.

- Sexualität und Liebe gehören zu den schönsten Erlebnissen von Männern und Frauen, doch Inkontinenz kann Intimität zu einer vertrackten Sache machen. Harnverlust beim Geschlechtsverkehr – was gerade bei jüngeren Paaren vorkommen kann – ist peinlich, deshalb sollte auf eine leere Blase geachtet werden (siehe Seite 63). Körperliche Hindernisse sind ein bei Gebärmuttervorfall getragenes Vaginalpessar oder die altersbedingte Verkürzung der Vagina. Besteht aufgrund eines Östrogenmangels nach den Wechseljahren eine Scheidenentzündung, ist der Verkehr meist sehr schmerzhaft. Dies kann durch eine Östrogensalbe behandelt werden, bedeutet aber, sich mindestens eine Woche im voraus vorzubereiten. Im Notfall hilft auch eine reichliche Portion Gleitcreme.

Es kann schwierig sein, romantische Gefühle zuzulassen, wenn das Harnsystem nicht mehr richtig funktioniert, aber ein Versuch ist die Mühe wert. Sex ist ein physisches und psychisches Erfrischungsmittel, gut gegen Streß und das Gefühl, alt zu sein. Also nur Mut.

13 Der richtige Lebensstil

Inkontinenz wirkt sich auf jeden Aspekt des Lebens aus. Deshalb ist es sinnvoll, sich Gedanken über seinen Lebensstil zu machen und, falls nötig, gewisse Dinge zu verändern. Der erste Schritt besteht aus einer Bestandsaufnahme.

Wie gut ist Ihr Gesundheitszustand?

Beginnen Sie mit einem Stand von 100 Punkten, und ziehen Sie für jedes »Nein« 10 Punkte ab. Die erreichte Punktzahl verweist dann auf Ihren Gesundheitszustand – sie gibt Ihren Zustand sozusagen in einer Prozentzahl an.

1. Sind Sie mit Ihrer Leistungsfähigkeit im allgemeinen zufrieden?
2. Wenn Sie flott auf einen Hügel spazieren, können Sie sich dabei unterhalten?
3. Liegt Ihr Gewicht im Bereich des Idealgewichts (siehe Seite 160)?
4. Bewältigen Sie den Alltag, ohne regelmäßig Medikamente zu nehmen (dazu gehören auch Abführmittel und leichte Schmerzmittel)?
5. Waren Sie immer Nichtraucher, oder haben Sie das Rauchen vor mehr als fünf Jahren aufgegeben?
6. Trinken Sie nicht mehr als zwei alkoholische Getränke am Tag, das heißt höchstens zwei einfache Whiskys oder Gins, zwei Gläschen Sherry oder Wein oder zwei Gläser Bier oder Apfelmost?
7. Nehmen Sie nur gelegentlich Chips, Schokolade, Pommes frites, Mayonnaise oder üppige Schlemmermahlzeiten zu sich? Vermeiden Sie Kuchen, Torten, Gebäck und Süßigkeiten?

8. Essen Sie zwei- bis dreimal am Tag Obst und Gemüse?
9. Können Sie ein gutes, gesundes Essen genießen?
10. Haben Sie einen erholsamen Schlaf, ohne mehr als einmal nachts aufstehen zu müssen?

Wenn Sie weniger als 50 Punkte erreichen, müssen Sie etwas unternehmen, und zwar sofort.

Wenn Sie über 50 Jahre alt sind, ist es höchste Zeit, mit Vorsichtsmaßnahmen oder einer Behandlung gegen Inkontinenz zu beginnen. Wenn Sie unter 80 sind, befinden Sie sich noch in einem guten Alter, um Erfolge zu erzielen. Wenn Sie nach dem 80. Geburtstag mit den Übungen beginnen, werden sie Ihnen zwar schwieriger vorkommen und mehr Zeit fordern, doch auch in diesem Fall ist es immer noch der Mühe wert.

Anzeichen von Inkontinenz-Ängsten

- Zurückhaltung beim Trinken – konzentrierter Urin irritiert jedoch die Blase und macht sie empfänglich für Entzündungen und Inkontinenz.
- »Gelegenheitspinkeln« – bei jeder Gelegenheit die Toilette aufsuchen, wo immer man sich gerade befindet, sei es beim Einkaufen, zu Besuch bei Freunden, im Restaurant und auch beim Nachhausekommen, gleichgültig, ob man nun muß oder nicht. Es gibt Menschen, die, wenn sie eine Ausstellung, ein Theater, eine Tankstelle oder eine Sportstätte aufsuchen, grundsätzlich erst einmal auf die Toilette gehen. Wieder andere wissen auswendig, wo sich in der Stadt öffentliche Toiletten befinden, oder sie besitzen Pläne, auf denen alle öffentlichen Toiletten eingezeichnet sind. (Supermärkte sind in dieser Hinsicht enttäuschend, weil sie oft keine Toiletten für Käufer haben.) Ein derartiges Verhalten erhöht die Ängste und trainiert die Blase auf die falsche Art und Weise – und Sie selbst erlauben sich nie, Ihre Blase zu vergessen.

- »Sicherheitstoilettengänge« – noch rasch das Örtchen aufsuchen, bevor man das Haus, das Restaurant, das Büro etc. verläßt. Mütter drängen ihre Kinder oft dazu, nicht weil diese tatsächlich auf die Toilette müssen, sondern damit sie nicht zur »Unzeit« den Drang verspüren. Dies bringt jedoch die normale Kommunikation zwischen Blase und Hirn durcheinander.
- Anstrengungen, um auch noch den letzten Tropfen Urin loszuwerden. Man hat das Gefühl, die Blase entleeren zu sollen, selbst wenn sie nur zur Hälfte gefüllt ist.
- Verstopfungen, so daß der Stuhlgang zu einer anstrengenden Sache wird. Dies schädigt die wichtige Beckenbodenmuskulatur. Verstopfung ist hauptsächlich auf falsche Ernährung und mangelnde Bewegung zurückzuführen.
- Aufgabe von Dingen, die Freude gemacht haben, zum Beispiel Ausflüge im Omnibus oder im Auto von Freunden, aus Furcht, zur unpassenden Zeit eine Toilette aufsuchen zu müssen.
- Beim Golf nur neun Löcher spielen statt 18, weil man Angst hat, sich zu weit vom Klubhaus zu entfernen.
- Verzicht auf sportliche Betätigungen wie Squash, Tennis, Fußball oder Leichtathletik. Wenn der Harnverlust sich auf aktive sportliche Betätigungen beschränkt, genügt es gewöhnlich, während des Spiels eine Vorlage zu tragen und einen Ersatz in der Garderobe bereitzuhalten.
- Vermeiden gesellschaftlicher Anlässe wie Hochzeiten, Partys und Beerdigungen.
- Tragen von Röcken zwecks rascheren Zugangs, obwohl man eigentlich Jeans lieber hätte.
- Sich in eine Parfümwolke hüllen, aus Angst, nach Urin zu riechen. Die normale Hygiene, die eine tägliche Dusche beinhaltet, würde genügen; frischer Urin riecht nicht, es sei denn, es besteht eine Infektion.

Wenn man sich vor Aktivitäten mit anderen Menschen drückt, wird man am Ende nicht mehr dazu aufgefordert. Überprüfen Sie Ihren Lebensstil, bevor Sie zum Einsiedler werden.

Allgemeine gesundheitliche Probleme

Die am meisten gefürchteten Krankheiten – Krebs, Herzinfarkt und Gehirnschlag – lassen sich bis zu einem gewissen Grad durch einen gesunden Lebensstil vermeiden.

Für diese drei Krankheiten gibt es Risikofaktoren, die man selbst steuern kann:

- Zu fettes Essen
- Zuviel Alkohol
- Rauchen
- Zuwenig Bewegung – der Mensch besteht nur zu 2 % aus Gehirn, aber zu 98 % aus Muskeln und Knochen
- Zuwenig Obst und Gemüse
- Übergewicht, besonders in »Apfelform«, bei der die Taille dicker als die Hüften ist. Bei der weniger gefährlichen, weiblicheren »Birnenform« sitzt das Fett unter dem Nabel sowie an den Oberschenkeln und am Gesäß

Die Anzahl der Schlaganfälle kann um ein Viertel, das Risiko, an Krebs zu erkranken, auf ein Drittel gesenkt werden, wenn auf gesunde Ernährungsgewohnheiten geachtet wird. Viele Probleme wie zum Beispiel Menstruationsschmerzen, Arthritis, Migräne – und natürlich auch Inkontinenz – sind zwar lästig und unangenehm, aber nicht lebensbedrohend.

Müdigkeit

Bekommen Sie Ihre sechs Stunden Schlaf? Wenn Sie Schlaftabletten und Beruhigungsmittel (Tranquilizer) nehmen, werden Sie nachts wahrscheinlich schlafen, sich tagsüber aber oft müde und energielos fühlen. Zudem können diese Medikamente der Grund für nächtliches Bettnässen (Nykturie) sein. Frische Luft, Bewegung und spätere Nachtruhe sind gute Mittel, wieder einen natürlichen Schlaf zu finden.

Auch Atemwegs- oder Herzprobleme können der Grund für Müdigkeit sein. Vielleicht leiden Sie aber auch unter Blutarmut, die sich unbemerkt einschleichen kann, zum Beispiel durch Blutverlust bei starken Monatsblutungen während der Menopause, durch Hämorrhoiden, durch Medikamente gegen Arthrose oder eine mangelhafte Ernährung. Blutarmut ist meist mit einem Eisenmangel verbunden, der durch eine sechswöchige Einnahme von Eisentabletten behoben werden kann. Ängste und Depressionen können ebenfalls zu Müdigkeit und Lustlosigkeit führen, man fühlt sich müde, obwohl man »nichts gearbeitet hat«. Übergewicht macht natürlich auch müde – es ist, als ob man den ganzen Tag zwei Koffer mit sich herumschleppen würde (siehe Seiten 160, 179).

Hautprobleme

Der Damm bzw. die Hautpartie zwischen den Beinen, in der sich die Öffnungen von Harnröhre, Vagina und After befinden, wird durch Inkontinenz am meisten in Mitleidenschaft gezogen. Rötung ist ein Warnzeichen. Der Grund könnte eine reibende Vorlage oder eine Unverträglichkeit gegen ein bestimmtes Waschmittel, gegen Badezusätze, parfümierte Seifen oder Talkumpuder sein. Am besten wird wunde Haut mit lauwarmem Wasser gewaschen, und zwar morgens und abends und immer beim Auswechseln der Vorlagen. Wenn eine milde Waschlotion benutzt wird, muß stets gut nachgespült werden. Man kann die Hautpartie sanft mit einer Babylotion einreiben. Normale Lotionen und Cremes sind nicht empfehlenswert; eine Ausnahme sind Schutzsalben, die Nässe abwenden. Strapazierte Haut muß sauber gehalten und vor Druck oder Reibung geschützt werden.

Wenn Sie über 60 sind, könnte es sein, daß Sie aufgrund eines Östrogenmangels an einer Entzündung der vaginalen Schleimhaut leiden. Behandelt wird dies entweder durch die orale Einnahme von Östrogenen, wie zum Beispiel *Premarin,* oder mittels einer Vaginalsalbe. Die Salbe hat den Vorteil, daß zusätzlich nicht noch Progesteron eingenommen werden muß.

Chronischer Husten

Raucher, Asthmatiker und Menschen, die unter chronischer Bronchitis leiden, üben viele Male am Tag einen plötzlichen, starken Druck auf die Beckenbodenmuskulatur aus: Jedesmal, wenn gehustet wird, überträgt sich der erhöhte Druck vom Bauch auf die Blase und die Harnröhre. Wenn nun die Muskeln des Beckenbodens schwach sind, zum Beispiel aufgrund von Geburten, können diese den Blasenhals nicht mehr richtig stützen. Oft ist auch der Mechanismus, durch den der Schließmuskel der Harnröhre zusammengezogen wird, nicht mehr kräftig genug.

Es ist wichtig, alles zu unternehmen, um das Husten zu verhindern, angefangen vom Verzicht auf Zigaretten über die Einnahme von Antiasthmatika oder Antibiotika bis hin zu Grippeimpfungen. Hustendämpfer beruhigen das Hustenzentrum, können aber Botschaften von der Blase, wenn sie entleert werden sollte, unterdrücken.

Beckenbodenübungen sind die wichtigste Langzeitbehandlung bei chronischem Husten, aber auch eventuelles Übergewicht muß reduziert werden.

Edna

Edna war 70, aber noch so lebhaft und umtriebig wie ein Teenager. Sie liebte gutes Essen, jedoch, ohne übergewichtig zu sein. Langeweile war für sie ein Fremdwort, sie hatte immer etwas zu tun. Ihre einzige Schwäche war ihre Vorliebe für Zigaretten, wobei sie nicht mehr als fünf am Tag rauchte – jeweils nach den Mahlzeiten und am Abend. Ihr trockener kleiner Husten beunruhigte sie nicht, bis sie eine Grippe bekam.

Es war im Dezember. Weil sie mit Weihnachtsvorbereitungen beschäftigt war, hatte sie keine Zeit gefunden, sich beim Arzt gegen Grippe impfen zu lassen. Ednas Atemsystem war deshalb ungeschützt, und zwar fünfmal am Tag, wenn sie es der Belastung ihrer Zigarettenpausen aussetzte. Sie fing sich tatsächlich eine Erkältung ein und mußte dem Virus seinen Tribut zollen. Der grippale Infekt endete in einer Lungenentzündung. Antibiotika halfen nicht, und die Hustenanfälle beanspruchten ihre Beckenbodenmuskulatur zu stark.

So begann ihre Inkontinenz. Die Lungenentzündung konnte geheilt werden, nicht aber ihre Blasenschwäche. Sie verlor bei der geringsten Anstrengung Urin. Mittlerweile müht sie sich mit Beckenbodenübungen ab und hat das Rauchen endgültig aufgegeben.

Verstopfung

Verstopfung ist sehr weit verbreitet. Teilweise schuld sind die heute so beliebten Fertiggerichte, die auf chemisch behandelten Kohlenhydraten basieren. Ohne einen angemessenen Anteil an Ballast- oder Faserstoffen werden die Darmmuskeln nicht genügend in Anspruch genommen. Ein Erwachsener benötigt täglich 30g Ballaststoffe, enthalten zum Beispiel in 13 zerkleinerten Vollkornkeksen. Einen hohen Anteil an Ballaststoffen findet man in allen Vollkornprodukten, Kleie, gedörrten Pflaumen, Feigen und Aprikosen, Schalen von gekochten Kartoffeln, Bananen und grünem Gemüse sowie Zwetschgen und Zitrusfrüchten. Der einzige Nachteil ist, daß sie gern Blähungen verursachen.

Übergewicht

Die drei Hauptursachen für eine ständige Belastung der Beckenbodenmuskulatur sind Verstopfung, Husten und Übergewicht. Alle hängen mit unserem Lebensstil zusammen. Übergewicht ist am weitesten verbreitet, und der gefürchtete »Speck der mittleren Jahre« wird oft fälschlicherweise als etwas Unausweichliches betrachtet. Es stimmt zwar, daß sich der Stoffwechsel mit zunehmendem Alter verlangsamt; zwischen dem 25. und dem 65. Lebensjahr geht er um 5 % zurück, selbst bei unveränderter Ernährung und gleicher sportlicher Betätigung. Doch wahrscheinlich bewegt man sich in den Jahren des Klimakteriums weniger und ißt mehr.

Tabelle: Das richtige Gewicht gemäß BMI (Body-Mass-Index)

Größe in Meter	*Gewicht in kg*
1,50	43–56
1,52	44–58
1,54	45–59
1,56	46–61
1,58	47–62
1,60	49–64
1,62	50–65
1,64	51–67
1,66	52–69
1,68	54–70
1,70	55–72
1,72	56–74
1,74	58–75
1,76	59–77
1,78	60–79

Sie wissen mittlerweile, was Sie tun sollten: weniger Kalorien zu sich nehmen und mehr davon bei regelmäßigen sportlichen Tätigkeiten wie Schwimmen oder Aerobic verbrennen. Bei fünf Minuten Treppensteigen werden zweimal so viele Kalorien verbrannt wie bei ebenso langem Joggen, und Laufen anstelle von Autofahren kann sich jede Woche zu mehreren Kilometern addieren. Seien Sie diejenige, die etwas im oberen Stockwerk oder in der Küche holt, und nehmen Sie doch eine Tätigkeit, die Ihnen früher Spaß gemacht hat, wieder auf, sei es Badminton, Tischtennis, Tanzen oder Bowling. Eines sollten Sie allerdings nicht tun: schwere Gewichte heben oder helfen, das Auto den Berg hinaufzuschieben – Ihr Beckenboden würde es Ihnen übelnehmen.

Suchtverhalten

Vermutlich sind Sie weder heroin- noch kokainabhängig, aber wie steht es mit Kaffee, Schokolade, Alkohol, Abführmitteln, Schmerzmitteln, Zigaretten oder einfach nur Essen? Es dauert durchschnittlich vier Monate, ein Verlangen zum Erlöschen zu bringen, stellen Sie sich also auf einen langen Weg ein. Verändern Sie möglichst Ihre tägliche Routine, so daß Sie gerade mit etwas anderem beschäftigt sind, wenn Sie versucht sein könnten, in Ihre alte Gewohnheit zurückzufallen. Belohnen Sie sich für Erfolge, aber nicht, indem Sie sich das Verbotene, das, was Sie aufgeben möchten, ausnahmsweise wieder gönnen.

Kopfschmerzen

Anhaltende oder häufig wiederkehrende Kopfschmerzen beeinträchtigen die Lebensqualität. Es gibt verschiedene Arten: durch Migräne, durch Ängste oder Depressionen ausgelösten Schmerz oder Spannungskopfschmerz. Probleme mit den Augen führen selten zu Kopfschmerzen, der Lebensstil dafür um so häufiger. Wer seine Arbeit in einem muffigen, stickigen Raum verrichtet, kann mit Kopfschmerzen darauf reagieren. Dasselbe ist möglich, wenn man sich einem eisigen Wind aussetzt. Auch unregelmäßige Mahlzeiten stellen ein Risiko dar. Wird eine Mahlzeit ausgelassen, sinkt der Blutzuckerspiegel, und dies verursacht unter Umständen Kopfschmerzen; Frauen sind empfänglicher für Hypoglykämie (Absinken des Blutzuckergehaltes) als Männer. Einige Kekse oder eine Handvoll Weinbeeren bringen den Zuckerspiegel rasch wieder auf Normalwert. Beugen Sie dem Absinken des Blutzuckergehaltes vor, indem Sie kleinere Snacks über den Tag verteilen und größere Pausen zwischen den Mahlzeiten vermeiden.

Sherry, Rotwein und Bier enthalten Tyrosine. Diese bewirken ein Zusammenziehen der Arterien im Gehirn, was bei manchen Menschen Migräne auslöst. Reifer Käse enthält ebenfalls Tyrosine und kann daher die gleiche Wirkung haben. Meist lehrt die persönliche Erfahrung, was gemieden werden soll. Trockener Weißwein, in Maßen genossen, wird im allgemeinen gut vertragen, besonders wenn man hinterher viel Wasser trinkt. Eine zu geringe Zufuhr an wasserhaltigen Getränken kann ebenfalls Kopfschmerzen verursachen, wie dies bei der Dehydration nach übermäßigem Alkoholgenuß geschieht. Der darauf folgende Kater ist aus zweierlei Gründen schlecht für Personen mit einem Hang zu Inkontinenz: Alkohol irritiert erstens die Schleimhaut der Blase und stimuliert zweitens die Nieren, mehr Urin zu produzieren.

Starker Filterkaffee ist ein weiteres Getränk, das Sie möglichst aus Ihrem Leben verbannen sollten. Er wirkt stark harntreibend und kann, wie alle Stimulanzien, sowohl Kopfschmerzen als auch Magenschmerzen verursachen. Halten Sie sich lieber an Tee oder koffeinfreien Kaffee, und vergessen Sie nicht, 1 ½ bis 2 Liter Wasser am Tag zu trinken. Ein Alptraum für Ihr Harnsystem wäre dagegen ein Menü, bei dem Sie mit einem Sherry beginnen, mit rotem Fleisch und Rotwein fortfahren, dem Nachtisch noch etwas reifen Käse zusammen mit einem Brandy oder Portwein sowie Zigaretten oder eine Zigarre folgen lassen, während Sie es unterlassen, Wasser zu trinken …

Ein Mittel gegen Kopfschmerzen sind frische Luft und Medikamente wie Parazetamol oder Aspirin. Parazetamol greift die Schleimhäute weniger an, während Aspirin etwas wirksamer ist. Migräne wird mit einer neuen Gruppe von Medikamenten bekämpft. Von diesen ist Sumatriptan *(Imigran)* am längsten auf dem Markt. Es sollte jedoch nicht von Patienten unter 18 oder über 65 eingenommen werden.

Sorgen sind häufig der Grund für Spannungskopfschmerz. Versuchen Sie Ihre Probleme schlafen zu legen, bevor Sie es selbst tun.

Schlaflosigkeit

Schlaflosigkeit an sich stellt keine Gesundheitsgefahr dar, doch es ist fraglos quälend, nachts vergeblich nach Schlaf zu suchen, wenn der Rest der Menschheit zufrieden vor sich hin schnarcht. Deshalb sollte etwas dagegen unternommen werden, bevor es zur Gewohnheit wird. Der Teufelskreis wird jedoch nicht unterbrochen, wenn man tagsüber schläft, um die schlechte Nacht wieder gutzumachen, und diesen Vorgang ständig wiederholt. Wenn Sie nachts gut schlafen wollen, sollten Sie Nickerchen am Tag vermeiden. Nehmen Sie sich besonders in acht vor dem Konzentrationsloch nach dem Mittagessen und der einschläfernden Wirkung des abendlichen Fernsehens. Stellen Sie den Wecker, damit Sie wieder aufwachen, wenn Sie dazu neigen, abends vor dem Fernseher einzuschlafen.

Gehen Sie auch nicht zu früh ins Bett. Selbst wenn Sie um halb zehn oder zehn Uhr einschlafen, werden Sie ausgeschlafen in den frühen Morgenstunden aufwachen und herumliegen, bis die Welt um Sie herum bereit ist, ebenfalls aufzuwachen. Im Bett liegen, ohne zu schlafen, bringt Ihnen nichts. Ebenso wie sich Geist und Körper einen falschen Schlaf-wach-Rhythmus angewöhnen, wenn man zu früh ins Bett geht, ist es kontraproduktiv, nach einer schlechten Nacht morgens lange im Bett zu bleiben. Es ist besser, aufzustehen, wenn man wach ist, selbst wenn es 5 Uhr morgens ist.

Manche Menschen schwören auf einen alkoholischen Nachttrunk, und das ist wahrscheinlich auch besser, als eine Schlaftablette zu nehmen. Alkohol wird im Körper rasch umgewandelt, während Tabletten ihre Wirkung noch nicht verloren haben, wenn die Uhr sagt, daß es Zeit zum Aufstehen ist. Das Medikament wird erst im Laufe des Tages im Blut abgebaut, das heißt, daß Sie sich in der ersten Hälfte des Tages möglicherweise noch nicht voll wach fühlen. Der andere Nachteil ist, daß die Wirkung zu stark sein kann. Sie schlafen dann zu tief, um die von der gefüllten Blase ausgesandte Botschaft wahrzunehmen.

Arthrose

Die Abnutzungserscheinungen der Arthrose zeigen sich früher oder später bei jedem Menschen. Bereits mit 35 weisen Röntgenbilder des unteren Rückens bei 66 % der Männer und 44 % der Frauen Anzeichen von Verschleiß auf. Der Unterschied zwischen den Geschlechtern rührt wahrscheinlich daher, daß Männer mehr harte körperliche Arbeit verrichten und Sportarten intensiver ausüben. Daß so viele von uns Probleme mit den Gelenken bekommen, hat etwas mit dem aufrechten

Gang zu tun: Das senkrecht auf beide Beine verteilte Gewicht übt einen starken Druck auf Hüften, Knie und Wirbelsäule aus. Diese beklagen sich spürbar am Morgen nach einer anstrengenden sportlichen Betätigung oder einem mit Gartenarbeit verbrachten Nachmittag.

Gelenke, die sich entzünden, können steif werden und schmerzen. Dieser Zustand kann akut und vorübergehend sein, jedoch auch chronisch werden. Die Wahrscheinlichkeit, an chronischer Arthrose zu erkranken, wird durch einige Risikofaktoren erhöht, beispielsweise Verletzungen und Operationen, die sich auf die Gelenke auswirken, eine besonders starke Beanspruchung der Gelenke bei Sportlern sowie eine zusätzliche Belastung durch Übergewicht.

Chronische Arthrose ist auch ein Grund für Inkontinenz, gerade während der Nacht. Wenn man nach längerem Liegen das Bett verläßt, führen steife, unbeholfene Bewegungen oft dazu, daß die Toilette nicht rechtzeitig erreicht wird. Zudem verkürzt sich mit zunehmendem Alter die Zeitspanne zwischen dem Moment des Realisierens, daß die Blase entleert werden muß, und dem Beginn des Harnflusses.

Behandlung

Die Behandlung beginnt gewöhnlich medikamentös mit der Gabe eines nichtsteroidalen Entzündungshemmers, wie zum Beispiel Ibuprofen oder Celecoxib *(Celebrex),* das erst seit kurzer Zeit auf dem Markt ist. Beide besitzen einen guten Wirkungsgrad. Wenn diese Medikamente keine Erleichterung mehr bringen, ist ein künstliches Gelenk, besonders bei Hüfte oder Knie, das beste Mittel, den schmerzhaften Zustand zu beenden. Die Operationen sind mittlerweile Routineeingriffe und weisen vor allem bei Hüftgelenken eine hohe Erfolgsquote auf, bei einem Minimum an Komplikationen.

Vorbeugung

- Überanstrengen Sie Muskeln und Gelenke nicht.
- Meiden Sie plötzliche Muskelbelastungen – diese schädigen den Beckenboden und die untere Wirbelsäule.
- Machen Sie nach einer starken Belastung der Gelenke Stretching-Übungen oder Yoga.

Diabetes

Es gibt zwei Arten von Diabetes. Typ I betrifft hauptsächlich Menschen unter 40 Jahren, während sich Typ II – bei weitem häufiger, und zwar mit zunehmender Tendenz – vom mittleren Alter aufwärts einschleicht. Die familiäre Veranlagung spielt hier eine Rolle, ansonsten trifft Diabetes vor allem jene, die gern Süßes essen und seit mehreren Jahren übergewichtig sind. Von 50 aufwärts, besonders in den Sechzigern und Siebzigern, verliert der Körper allmählich seine Kontrolle über den Stoffwechsel von Kohlenhydraten. Er hat Probleme mit stärke- und zuckerhaltigen Nahrungsmitteln wie Brot, Kartoffeln und Teigwaren sowie allen süßen Genüssen in Form von Kuchen, Nachtischen usw. Dadurch erhöht sich der Zuckergehalt im Blut, was Durstgefühle auslöst – ein Merkmal dieser Krankheit. Man trinkt also viel, und das wiederum führt zu häufigem Wasserlassen und manchmal auch zu Inkontinenz. Die Komplikationen bei Diabetes sind oft ernsthafter Natur, zum Beispiel drohen hoher Blutdruck, Augenprobleme, Hautentzündungen, vor allem an den Füßen. Lassen Sie einen Bluttest machen – wenn die Diagnose Diabetes lautet, muß sofort mit der Behandlung begonnen werden.

Seelische Leiden

Das Unfaire bei seelischen Leiden ist, daß es keine sichtbaren Symptome gibt und man daher wenig Mitgefühl und Hilfe erhält. Doch die Auswirkungen der Inkontinenz nagen am Selbstwertgefühl. Man schlägt sich mit unlogischen Schuldgefühlen herum und lebt in der ständigen Angst, die anderen könnten etwas merken. Ängste können sich auch körperlich bemerkbar machen durch Kopfschmerzen, Herzrasen, Appetitlosigkeit, schlechten Schlaf und Müdigkeit.

Manche versprechen sich von Alkohol oder Tranquilizern eine Besserung ihres Zustandes. Dies ist jedoch ein Trugschluß, denn beides unterminiert das seelische Gleichgewicht. Helfen können die Gesellschaft von guten Freunden und eine Tasse Tee.

Entspannungsübung

Diese Übung tut gut, wenn Sie sich gestreßt fühlen, wenn Ängste Sie plagen, aber auch wenn Sie einfach nur traurig und unglücklich sind.

- Setzen Sie sich in einen bequemen Stuhl, oder legen Sie sich auf Ihr Bett, Sofa oder auf den Fußboden.
- Atmen Sie dreimal tief ein und aus, und schließen Sie die Augen.
- Spannen Sie die Zehen, und entspannen Sie sie dann wieder langsam.
- Zeigen Sie mit den Zehenspitzen nach unten und danach, unter Anspannung der Wadenmuskeln, nach oben.
- Halten Sie diese Stellung, dann lassen Sie los.
- Ziehen Sie die Knie zur Brust, und strecken Sie sie langsam wieder aus.
- Drücken Sie die Knie durch, so weit es geht, halten Sie die Position und entspannen Sie dann.
- Ziehen Sie den Bauch ein, und halten Sie die Spannung, bevor Sie loslassen.
- Ziehen Sie die Muskeln des Beckenbodens zusammen, und lassen Sie dann los.
- Spannen Sie für einige Sekunden das Gesäß.
- Ballen Sie die Hände zu Fäusten, und spreizen Sie dann die Finger.
- Spannen Sie die Arme an, und ziehen Sie die Schultern hoch, bevor Sie entspannen.
- Kneifen Sie die Augen zusammen und denken Sie an einen Menschen oder einen Ort, den Sie mögen.
- Nun stehen Sie auf, spritzen Sie sich etwas kaltes Wasser ins Gesicht – und nehmen wieder am alltäglichen Leben teil.

Ein Tagesablauf

Stellen Sie Ihren Wecker 15 Minuten früher als gewöhnlich, um genügend Zeit für einen guten Einstieg in den Tag zu haben.

Tagesprogramm

1. Ziehen Sie nach dem Aufwachen, noch im Liegen, sechsmal den Beckenboden nach oben (siehe Seite 121–124).
2. Stehen Sie auf. Noch länger im Bett zu verweilen ist kontraproduktiv – jegliche Freude auf den neuen Tag könnte verfliegen.
3. Wenn Sie aufgestanden und auf der Toilette gewesen sind, ziehen Sie sich etwas über.
4. Belohnen Sie sich mit einer Tasse heißen Tee und einem süßen Keks, es sei denn, Sie halten gerade strikte Diät. Manche Leute ziehen es auch vor, den Tag mit einem Becher heißen Wassers zu beginnen – gesund, aber gewöhnungsbedürftig.
5. Nun absolvieren Sie folgende kleine Übungseinheit.

Lockerungs- und Beweglichkeitsübungen

Dehnen Sie sich zu Beginn in alle Richtungen – sowohl Arme, Beine als auch den Rücken.

Machen Sie jede Übung sechs- bis zehnmal.

Im Stehen:

- Heben Sie das linke Knie im rechten Winkel an und schwingen Sie dann das Bein vor- und rückwärts.
- Wiederholen Sie dies mit dem rechten Bein.
- Schwingen Sie jedes Bein zuerst seit-, dann rückwärts.
- Berühren Sie Ihre Zehen.

Im Liegen:

- Ziehen Sie den Bauch ein, und zählen Sie dabei auf vier oder mehr.

- Fahren Sie mit den Beinen Rad.
- Heben Sie abwechselnd ein Bein senkrecht hoch.
- Drehen Sie die Fußgelenke im und gegen den Uhrzeigersinn.
- Setzen Sie sich auf, und legen Sie sich dann wieder sanft auf den Rücken, ohne sich dabei mit den Händen abzustützen.

Wieder im Stehen:

- Greifen Sie mit durchgedrückten Knien nach den Zehen.
- Stellen Sie sich auf die Zehenspitzen.
- Halten Sie sich an einem Stuhlrücken fest, und beugen Sie die Knie bis zur Hocke. Kommen Sie wieder hoch.
- Setzen Sie sich auf einen ungepolsterten Stuhl, und ziehen Sie erst das linke und dann das rechte Knie zur Brust.
- Setzen Sie sich normal hin, dann stehen Sie auf und setzen sich wieder. Wiederholen Sie dies zwanzigmal. (Dies ist eine sehr nützliche Übung. Sie beugt späteren uneleganten Versuchen, aus einem weichen, niedrigen Sessel wieder in den Stand zu kommen, vor.)
- Spannen Sie die Gesäßmuskeln an.
- Machen Sie Ihre Beckenbodenübungen (siehe Seite 121–123)

6. Wenn Sie sich nun locker und beweglich fühlen, füttern Sie die Katze, den Hund und die Vögel (falls vorhanden), dann bereiten Sie sich und den eventuell noch im Haus lebenden Familienmitgliedern das Frühstück.
7. Das Frühstück ist die wichtigste Mahlzeit des Tages. Getreideflocken, Brot und Marmelade füllen den Energiespeicher rasch auf, während Eier, Schinken und Käse ein langanhaltendes Sättigungsgefühl vermitteln. Durch die Mahlzeit wird der sogenannte gastrokolische Reflex ausgelöst, dank dem Sie zu einer passenden Zeit den Darm entleeren können.
8. Wenn Sie Wasser lassen, notieren Sie sich die Zeit, ebenso, wenn Sie das nächste Mal auf die Toilette gehen. Das kann in drei Stun-

den sein, wenn Ihre Blase gut trainiert ist; andernfalls versuchen Sie, die Zeitspanne (von hoffentlich mindestens einer halben Stunde), so gut es geht, hinauszuschieben. Wenn Sie dies gut schaffen, erhöhen Sie die Spanne um fünf Minuten (siehe Seite 117 ff.).

9. Planen Sie Ihren Tag rund um die Dinge, die gemacht werden müssen, wie Ihre Arbeit außer Haus oder die Aufgaben im Haus.
10. Legen Sie immer wieder Pausen ein, um frische Luft zu schnappen oder eine Tasse Tee oder Kaffee zu trinken, möglichst in Gesellschaft. Diese Pausen können 5 bis 15 Minuten dauern. Sie benötigen alle eineinhalb Stunden eine solche Unterbrechung, um mit Ihrer inneren Uhr Schritt zu halten. Mahlzeiten werden ungefähr im Turnus von 3 Stunden eingenommen. Nehmen Sie sich eine halbe bis eine ganze Stunde dafür Zeit, um noch ein paar Übungen machen zu können.
11. Zwei- bis dreimal in der Woche sollten Sie sich eine Stunde sportlich betätigen, sei es in der Turn- oder Schwimmhalle oder in der freien Natur bei einem zügigen Spaziergang.
12. Gehen Sie, wann immer möglich, zu Fuß, statt den Bus oder das Auto zu nehmen. Und Treppensteigen ist eine wunderbare Gelegenheit, sich fit zu halten.

Abende

Wenn das Tagewerk vollbracht ist, beginnt der geruhsamere Teil des Lebens, in dem Freunde und Familie sowie Ihre persönlichen Interessen an erster Stelle stehen. Fernsehen, Musik, Bücher und Hobbys, alles hat jetzt seinen Platz. Vielleicht lieben Sie Computerspiele oder das Surfen im Internet. Workaholics finden meist etwas, das einen Bezug zu ihrer Arbeit hat. Junge Leute gehen abends gern aus, während Ältere, deren Leben in geordneteren Bahnen verläuft, diesem Vergnügen nur noch gelegentlich frönen. Denken Sie daran, wenn Sie sich mit Freunden treffen und dabei Alkohol oder Kaffee trinken, daß dies eine unwillkommene Wirkung auf Ihre Blase ausüben kann und Sie vielleicht nicht wissen, wo sich die Toilette befindet.

Das Abendessen

Anders als das Frühstück, bei dem Kraft für den Tag getankt wird, während ein Auge immer die Uhr im Blickfeld hat, sollte das Abendessen in einer angenehm entspannten Atmosphäre stattfinden. Wenn Sie dabei nicht allein sind, ist das natürlich wunderbar, ansonsten kann das Radio oder der Fernsehapparat die fehlende menschliche Gesellschaft bis zu einem gewissen Grad ersetzen. Diese Mahlzeit sollte jedoch in Ruhe und mit Genuß eingenommen werden und dennoch nicht zu umfangreich sein. Ein voller Magen übt Druck auf die Blase aus und macht Sie zudem durstig. Abends noch viel zu trinken ist aber nicht ratsam, schließlich wollen Sie in ein oder zwei Stunden nicht gezwungenermaßen aufstehen, um die Blase zu entleeren. Ein weiterer Nachteil eines zu üppigen Abendessens ist, daß Ihre Verdauung arbeitet und jede einzelne Kalorie verwertet, wenn Sie im Schlaf nicht mehr tun, als sich ab und zu auf die andere Seite zu drehen. Dies ist kontraproduktiv, wenn Sie zu Übergewicht neigen.

Vorbereitung auf die Nachtruhe

Ein immer gleiches Ritual bringt Sie in eine Stimmung, die Sie leicht in den Schlaf hinübergleiten läßt. Machen Sie im Sommer einen Abendspaziergang und im Winter einige Entspannungsübungen im Stehen. In beiden Fällen sollten Sie zu guter Letzt Ihre täglichen Beckenbodenübungen anhängen. Lassen Sie nun den Tag noch einmal Revue passieren. Gab es ein Gleichgewicht zwischen Arbeit und Vergnügen, Ruhe und Bewegung? Und wie stand es um die sozialen Kontakte? Haben Sie sich gesund ernährt und die empfohlenen 1½ bis 2 Liter getrunken? Welche Prioritäten wollen Sie sich für den nächsten Tag setzen? Ihr mentaler Computer kann sich dann über Nacht darauf vorbereiten.

Waschritual

Ein Bad am Abend reinigt den Körper und entspannt Geist und Seele. Wenn Sie jedoch eher zu den Lerchen als zu den Nachtigallen zählen, ist Ihnen eine Dusche am morgen wahrscheinlich lieber. Sie schwemmt die Schläfrigkeit fort und läßt Sie erfrischt zurück. Wie auch immer, eine sorgfältige Hygiene ist besonders wichtig, wenn Sie ein Problem mit dem Harnsystem haben. Seien Sie also nicht nachlässig, sondern machen Sie sich ein Vergnügen daraus.

Nachttrunk

Ein kleines Milchgetränk ist für manche ein angenehmer Abschluß des Tages. Wissenschaftliche Untersuchungen haben gezeigt, daß Milchmalzgetränke förderlich für einen längeren, tieferen, ruhigeren Schlaf sind. Ein Gläschen Alkohol mag helfen, die Probleme des Tages auszublenden, doch die Wirkung ist in zwei Stunden verpufft, und möglicherweise sind Sie dann wieder hellwach.

Bettzeit

Die meisten Menschen gehen gegen 11 Uhr ins Bett, wenn die beliebtesten Sendungen im Fernsehen zu Ende sind. Wenn Sie sich zu früh schlafen legen, haben Sie vielleicht keine Mühe einzuschlafen, wachen dann aber wahrscheinlich vollkommen munter zu einer Zeit auf, wenn alle anderen noch tief und fest schlafen. Wenn Sie sich zu spät zur Ruhe begeben, könnte es dagegen sein, daß Sie am nächsten Tag schon zur Mittagszeit müde und ausgelaugt sind. Am besten folgen Sie einem relativ regelmäßigen Rhythmus.

Peter und Josephine

Die inneren Uhren von Peter und Josephine schlugen nicht im selben Takt. Peter stand morgens früh auf, und Josephine hinkte immer hinterher, bis er in den Abendstunden zu gähnen anfing, während sie erst so richtig in Fahrt kam. Sie einigten sich auf einen Modus vivendi: Üblicherweise stand Peter als erster auf. Er hatte bereits geduscht und das Frühstück vorbereitet, wenn Josephine verschlafen die Treppe herunterschlich. Am Abend war Peter müde und ließ sich mit einem Drink in den Sessel fallen, während sich Josephine um das Abendessen kümmerte. Ihre Aufgabe war es auch, eventuelle abendliche Gäste zu bewirten. Peter erledigte dafür am nächsten Morgen den Abwasch.

Es ist besser, den natürlichen Gegebenheiten Rechnung zu tra-

gen, als einen Gleichklang zu erzwingen. Jeder Partner legte auch Wert darauf, eine eigene Privatsphäre zu haben. So konnte sich Josephine morgens Zeit für Ihre Übungen nehmen und abends vor dem Umziehen zurückziehen und sich ihrer Inkontinenzprobleme annehmen.

Sinnvolle Ernährung

Nahrungsmittel sind nicht nur dazu da, uns am Leben zu erhalten, sondern auch, um den Körper, wenn er Schaden erlitten oder überstrapaziert wurde, wieder aufzubauen. Frauen gehen in dieser Hinsicht ein besonderes Risiko ein: Sie schädigen während der Wehen ihren Bekkenboden und die Bänder, deren Aufgabe es ist, die Blase an ihrem Platz zu halten. Durch das werdende Kind verliert die Mutter außerdem sehr viel wertvolles Protein, das wieder ersetzt werden muß. Viele Frauen erholen sich nie vollständig von Schwangerschaft und Geburt, denn es bedarf einer qualitativ hochwertigen Ernährung, um die unausweichlichen Schäden, die durch die monatelange Belastung und Dehnung während einer Schwangerschaft und Geburt aufgetreten sind, wiedergutzumachen.

Aber das ist noch nicht alles. Dank der Muttermilch erhält das Baby zwar einen erstklassigen Start ins Leben, doch auch das geht auf Kosten der Mutter, deren Reserven noch weiter angegriffen werden. Zudem nehmen die ständigen Bedürfnisse des Babys ihre ohnehin dezimierten Kräfte weiterhin in Anspruch. Aus all diesen Gründen brauchen Frauen, besonders wenn sie Kinder geboren haben, eine ausgewogene Ernährung.

Fast alle frischgebackenen Mütter sind jedoch in Zeitnot und schrecklich müde (wenn auch glücklich). Dadurch erliegen sie oft der Versuchung, sich mit Snacks zu ernähren, statt sich nahrhafte Mahlzeiten zuzubereiten, die nicht notwendigerweise dick machen müssen. Fleischgerichte, die eine längere Kochzeit benötigen, werden gemieden, weil sie zuviel Zeit und Mühe kosten. Dabei ist die traditionelle Mahlzeit, bestehend aus Fleisch und zwei Gemüsen, die beste Art, sich die wichtigen Proteine und komplexen Kohlenhydrate pflanzlichen Ursprungs zuzuführen, die wir für unsere Gesundheit oder für die Wiedererlangung unserer vollen Kräfte benötigen. Doch vielbeschäftigte Frauen essen eher schnell mal etwas aus der Hand, das dann zusätzlich mit koffeinhaltigem Kaffee oder Tee heruntergespült wird.

Gebäck, Kekse und Schokolade müssen nicht erst mühsam hergestellt werden; der einzige Aufwand vor dem Verzehr besteht darin, sie von ihrer Verpackung zu befreien. Doch aufgepaßt – ihr Genuß birgt ein hohes Suchtpotential. Sie bestehen hauptsächlich aus Zucker und Fett, den Stoffen, die bei einer gesunden Ernährung am wenigsten erwünscht sind. Nicht besser sind die äußerst beliebten Chips. Sie bestehen größtenteils aus Salz und Fett, einer Mischung, der eine schädliche Wirkung auf den Blutdruck zugeschrieben wird.

Doch nicht nur Mütter vernachlässigen ihre Ernährung. Viele Frauen sind heute den verschiedensten Belastungen und Anforderungen ausgesetzt. Oft üben sie zwei Berufe aus. Der eine besteht darin, den Haushalt mit all seinen Aufgaben zu bewältigen, und der andere, sich in der von Konkurrenzdenken geprägten Außenwelt nicht unterkriegen zu lassen.

Greta

Greta bewältigte alles mit gewohnter Tüchtigkeit: Neben ihrem anspruchsvollen Beruf als Stationsschwester holte sie jeweils ihr Baby Jeremy aus der Krippe ab, erledigte die Einkäufe, putzte das Haus und kochte die Mahlzeiten. Sie schaffte es, Jeremy abends zu füttern, zu baden und ihm eine Gute-Nacht-Geschichte zu erzählen, bevor Neville, ihr Mann, müde und hungrig von seinem Tag im Büro und der Stunde im Pendlerzug nach Hause kam. Greta war dann ebenfalls »hundemüde« und stocherte beim Abendessen, das sie trotzdem immer zustande brachte, vor lauter Erschöpfung nur noch in ihrem Teller herum.

Kein Wunder, daß das nach der Geburt aufgetretene Inkontinenzproblem nie besser wurde. Sie hatte keine Zeit, tagsüber, wie empfohlen, zwei Stunden die Beine hochzulegen. Weil sie sich keine Ruhe gönnte, wurden die Muskeln des Beckenbodens ständig bela-

stet. Kam noch ein zusätzlicher Druck auf die Blase hinzu, wenn sie sich beispielsweise hinunterbeugte, um ihre Schnürsenkel zu binden, war dies zu viel für den Schließmuskel der Harnröhre und die Beckenbodenmuskulatur, die durch Schwangerschaft und Geburt geschwächt waren und keine Gelegenheit bekamen, sich zu erholen.

Erst als ihr Hausarzt im Urlaub war und eine engagierte Ärztin seine Vertretung übernahm, nahm Greta eine Änderung ihrer Situation in Angriff. Sie bemühte sich um eine sitzende Tätigkeit und bezog Neville in die Haushaltspflichten mit ein, der bei dieser Gelegenheit sein verborgenes Talent zum Kochen entdeckte. Doch die Veränderung, die ihr am meisten half, war die Aufnahme eines Beckenbodentrainings. Eine Physiotherapeutin stellte einen Übungsplan zusammen, den sie, wann immer sich gerade Zeit fand, in ihren Tageslauf einflechten konnte. Nach vier bis fünf Wochen stellte sich ein erster Erfolg ein – ihr Inkontinenzproblem begann abzuflauen.

Frauen wie Greta schaffen es, irgendwie allen Mitmenschen gerecht zu werden, nur sie selbst nehmen oft ihre Mahlzeiten stehend in der Küche ein. Dabei verdienen sie Besseres, als sich so nebenbei ein paar Bissen einzuverleiben. Sie brauchen in Ruhe eingenommene, ausgewogene Mahlzeiten.

Ernährungsempfehlungen

Mit dem Begriff »ausgewogen« ist es nicht so einfach, weil jeder etwas anderes darunter versteht. Ernährungswissenschaftler und andere Fachleute haben Leitlinien erstellt, nach denen man sich richten kann. So lauten die Empfehlungen der Deutschen Gesellschaft für Ernährung (DGE) ebenso wie der Österreichischen Gesellschaft für Ernährung (ÖGE) folgendermaßen:

- Vielseitig essen
- Reichlich Getreideprodukte und Kartoffeln
- 5 Portionen Gemüse und Obst genießen
- Täglich Milch und Milchprodukte
- Wenig Fett und fettreiche Lebensmittel
- Zucker und Salz in Maßen
- Reichlich Flüssigkeit (rund 1 ½ Liter täglich). Alkoholische Getränke nur gelegentlich und in kleinen Mengen
- Schmackhaft und schonend zubereiten
- Sich Zeit nehmen und das Essen genießen
- Auf das Gewicht achten und in Bewegung bleiben

Ähnliches rät das schweizerische Bundesamt für Gesundheit (BAG):

- Abwechslungsreich essen und körperlich aktiv bleiben
- Pflanzliche Nahrungsmittel bevorzugen
- Fettaufnahme einschränken
- Täglich Milch und Milchprodukte konsumieren
- Zucker und Salz sparsam einsetzen
- Reichlich trinken (1–1 ½ Liter Flüssigkeit), alkoholische Getränke jedoch nur in kleinen Mengen
- Nahrung schonend und hygienisch zubereiten
- Mit Freude essen, aber sich nicht übersatt essen

Weitere Vorschläge für eine gesunde Ernährung

Lassen Sie nie das Frühstück ausfallen. Bei manchen Schlankheitsdiäten wird diese Mahlzeit gestrichen. Das ist jedoch kontraproduktiv, denn das, was Sie am Abend essen, kann zu einer Gewichtszunahme führen. Weil Sie die ganze Nacht Zeit zum Verdauen haben, geht nicht eine Kalorie verloren.

Allgemeiner Ernährungsplan

Nach dem Aufwachen
Je nach Bedürfnis eine Tasse Kaffee oder Schwarz- bzw. Kräutertee, dazu ein schwach gesüßter Keks oder ein Knusperbrot

Frühstück
Nachstehend eine Auswahl, die für Abwechslung sorgen könnte:

- Porridge (gekochter Haferflockenbrei) mit Magermilch, gedünsteten Früchten, einem Apfel oder einer Orange
- Müsli mit Magermilch, eine Scheibe Brot mit Butter bzw. Margarine, Marmelade, ein Apfel
- Drei frische Früchte, Vollkornbrötchen und Honig
- Eine halbe Grapefruit, ein gekochtes Ei oder Rührei
- Eine Scheibe gebratener Schinken oder Speck mit Tomate
- Joghurt, frisches Obst, zwei Scheiben Vollkorntoast mit etwas Streichkäse
- Zerealien mit Magermilch, Rosinen, getrockneten Pflaumen oder anderen Dörrfrüchten

Wählen Sie bei den Getränken zwischen Tee, Kaffee oder heißer Schokolade.

Zwischenmahlzeit
Koffeinfreier Kaffee oder Tee, etwas Zwieback oder Knusperbrot oder ein Stück Obst

Mittagessen
- Kartoffeln in der Schale, gefüllt mit Hüttenkäse, Schinken oder Fisch, dazu Salat, Fruchtsaft
- Fleisch, Schinken, Ei, Fisch (30 bis 100 g) mit Gemüse (grün und gelb) und Kartoffeln, Leitungswasser oder Mineralwasser
- Vollkornsandwich mit einem eiweißreichen Belag, Salat oder Stangensellerie, Saft

- Gemüsesuppe, Vollkornbrot, Käse, Apfel
- Hähnchen oder Tofu, Brokkoli und Zuckermais, ein Brötchen, Wasser

Danach koffeinfreien Kaffee nach Belieben

Zwischenmahlzeit
Tee, ein kleines Hefegebäck oder frische Früchte der Saison

Abendessen
Vorspeise (nach Belieben):
Melone, Rohkost, Fruchtsaft, Avocado, Klare Brühe

Hauptgang:
- Rührgebratenes Hühnergeschnetzeltes mit gemischtem Gemüse
- Mit Curry gewürztes Rindfleisch, Reis und Gemüse
- Käsemakkaroni mit Paprikaschote und Tomate
- Gegrillter Fisch, Erbsen und Kartoffeln
- Gebackener Schinken mit Lauch oder Brokkoli

Leitungs- oder Mineralwasser oder ein Glas Wein

Nachtisch:
- Früchtesorbet oder frisches Obst
- Wenig Käse mit Kräcker
- Apfelkuchen
- Eiscreme

Kaffee, vorzugsweise koffeinfrei

Die tägliche Kalorienmenge sollte bei Frauen 1900 bis 2000 betragen, nach dem 60. Lebensjahr 1800. Bei Männern kommen rund 500 Kalorien hinzu. Lassen Sie sich Zeit beim Essen, und beschäftigen Sie sich während des Essens nicht mit Ihren Sorgen. Auch Meinungsverschiedenheiten sollten nicht bei Tisch ausgetragen werden.

Ballaststoffreiche Ernährung

Ballaststoffe in genügender Menge beugen einer Verstopfung – ein Grund für Inkontinenz – vor.

Nach dem Aufwachen
Trinken Sie zwei Tassen heißen Tee, um die Darmtätigkeit anzuregen.

Frühstück
Eine halbe Grapefruit, eine Orange oder 4–5 Pflaumen, Porridge oder Vollkornmüsli, eine Scheibe Vollkornbrot mit Butter bzw. Margarine und Marmelade mit ganzen Fruchtstücken, zwei Tassen koffeinfreien Kaffee oder Tee.

Zwischenmahlzeit
Eine Frucht, koffeinfreier Kaffee oder Mineralwasser.

Mittagessen
Gemüse- oder Linsensuppe, Vollkornsandwich mit Schinken, Ei oder Käse, eine Frucht, Fruchtsaft oder Wasser, koffeinfreier Kaffee.

Zwischenmahlzeit
Tee, Kaffee oder Saft, 1–2 Haferkekse.

Abendessen
Kartoffeln in der Schale, gefüllt mit Fleisch, Thunfisch oder Käse, Salat, Rhabarberkompott mit einer in Scheiben geschnittenen Banane oder ein Bratapfel, Mineralwasser oder ein kleines Glas Wein.

Bettzeit
Ein Vollkornkeks und eine Tasse heiße teilentrahmte Milch oder Kamillentee.

Weißbrot, Gebäck, Kuchen, polierter Reis und Teigwaren enthalten wenig Ballaststoffe und sollten daher gemieden werden. Bohnen, Linsen, Erbsen und Vollkornprodukte weisen dagegen einen hohen Ballaststoffgehalt auf, können allerdings Blähungen verursachen. Regulieren Sie die Menge entsprechend.

Achten Sie darauf, täglich 1 ½ bis 2 Liter zu trinken.

Kalorienreduzierte Ernährung

Wer zuviel Gewicht auf die Waage bringt, vergrößert dadurch den Druck auf die Blase, besonders beim Bücken. Dies trägt zu Streß- oder Belastungsinkontinenz bei. Übergewicht erhöht auch das Risiko, an Diabetes zu erkranken, was sich ebenfalls auf die Kontrolle der Blase auswirken kann. Abnehmen ist demzufolge ein Muß.

Allgemeine Richtlinien

- Nehmen Sie drei Mahlzeiten täglich ein.
- Meiden Sie Butter, fetthaltige Brotaufstriche, Öl, Sahne, Vollmilch und frittierte Gerichte.
- Meiden Sie fleischhaltige Fertiggerichte wie Pasteten, Hamburger, alle Arten von Wurst.
- Meiden Sie Pizzas und Quiches.
- Meiden Sie Schokolade, Kuchen, Gebäck, Avocados, Süßspeisen.
- Meiden Sie Kekse, weichen Sie auf Knusper- und Knäckebrot aus.
- Ein Glas Alkohol täglich ist erlaubt.

Dies klingt so, als ob Sie überhaupt nichts essen dürften. Doch im Gegenteil: Sie müssen sogar darauf achten, genügend Eiweiß und Kohlenhydrate zu sich zu nehmen.

- Zwei von diesen Nahrungsmitteln sollten täglich auf dem Speisezettel stehen: Fleisch, Huhn, Ei, Fisch (zum Beispiel Thunfisch, Kabeljau), Käse (Hüttenkäse oder magerer Frischkäse), Soja.
- Drei Portionen von diesen Nahrungsmitteln sollten ebenfalls täglich verzehrt werden: Brot, Haferkekse, Kartoffeln, Reis, Porridge, Brotcrackers, Reiswaffeln oder Knäckebrot.

- Diese Nahrungsmittel dürfen unbeschränkt konsumiert werden: Obst, Salat, Gemüse und entrahmte Milch. Würzen Sie mit Essig, Pfeffer oder Senf, um den Geschmack zu verstärken.
- Als Salat eignen sich: Kopfsalat, Endivie, Stangensellerie, Tomate, geraspelte Karotten oder Pastinaken, Chinakohl, Paprikaschote, Gurke, Rotkohl, Löwenzahnblätter.

Vorschläge für einen Tag

Frühstück
- Drei Früchte (Apfel, Orange, Birne, zwei Pflaumen, Banane, sechs Trauben o. ä.)
- Porridge, hergestellt aus einer halben Tasse Haferflocken und Wasser, mit Fruchtsaft oder entrahmter Milch, Apfel.

Mittagessen
- Hüttenkäse, Salat, Knäckebrot
- Schinken, Tomate und eine Scheibe Vollkornbrot oder eine Kartoffel.
- Gemüsesuppe, Vollkornbrötchen, Apfel, 50 g Schokolade

Abendessen
- Eintopf aus Fleisch, Wurzelgemüse, Zwiebel, fettfreiem Fleischbrühwürfel; Vollkornbrot oder Salzkartoffeln.
- Hähnchen oder sonst ein mageres Fleisch, Käse, Salat.
- Krabben oder Fisch, Reis und Brokkoli.

Nachtisch
Fettarmer Joghurt, frisches oder gedünstetes Obst, Biskuittörtchen mit Obstbelag.

Mit jeder Hauptmahlzeit und zwischen den Mahlzeiten morgens, nachmittags und evtl. abends: Wasser, koffeinfreier Kaffee oder Tee und entrahmte Milch.

Muskel- und gewebeaufbauende Ernährung

Ziel dieser Ernährung ist es, Defizite auszugleichen, die durch Schwangerschaft und Geburt, Blasenentzündungen oder andere Unterleibsinfektionen entstanden sind. Der ganze Körper und das Immunsystem werden gekräftigt. Die Betonung liegt auf Eiweiß und ausreichender Vitaminzufuhr – ohne jedoch zu übertreiben.

Nach dem Aufwachen
Tee mit Milch, evtl. Zucker, süßer oder schwach gesüßter Keks.

Frühstück
Eine Orange oder Saft, Getreideflocken mit Milch, gekochtes Ei oder Rührei mit Schinken, Speck, Käse oder einem Räucherhering, Brot mit Butter und Honig, Kaffee, Tee oder Schokolade mit Milch und evtl. Zucker.

Zwischenmahlzeit
Ein Getränk wie oben, ein, zwei Kekse.

Mittagessen
70–100 g Fleisch, weißer Fisch, Hartkäse oder Schinken oder zwei hartgekochte Eier in einem Sandwich, garniert mit Salat, Tomate oder Stangensellerie. Danach ein Joghurt, Reispudding oder Apfelkuchen. Wasser, Tee oder Kaffee.

Zwischenmahlzeit
Sandwich mit Ei oder Weichkäse oder Tomate, Rührkuchen, Schwarz- oder Kräutertee.

Nachtessen
Saft oder Suppe, 100 g Fleisch, Fisch, Käse oder Eier mit Gemüse oder Salat, Kartoffeln oder eine halbe Scheibe Brot, gefolgt von Fruchtgrütze, Pudding, Banane, Obst, Kuchen oder Käse mit Kräckern, evtl. ein kleines Glas Wein, Kaffee oder Kräutertee.

Bettzeit
Kleiner Milchtrunk – evtl. mit Schokolade- oder Malzpulver.

Dieses Ernährungsprogramm sollte nur eine begrenzte Zeit angewandt werden. Gehen Sie zum allgemeinen Ernährungsplan über, wenn Sie Ihr Normalgewicht überschreiten (das Gewicht, das Sie vor Ihrer Schwangerschaft oder Ihrer Krankheit hatten).

Ernährung in der Menopause

In dieser Zeit sollten Sie Ihre Ernährungsgewohnheiten überprüfen, um sie den Veränderungen im Hormonhaushalt, Stoffwechsel und Lebensstil anzupassen. Achten Sie auf Ihre Figur, denn jetzt setzt man nur allzu leicht den »Speck der mittleren Jahre« an, und nach dem 50. Lebensjahr ist es äußerst schwierig, diese unerwünschten Fettpolster wieder loszuwerden. Mit dem richtigen Gewicht bleiben Sie länger jung. Zusätzlich sollten Sie vermehrt Nahrungsmittel zu sich nehmen, die dem Alterungsprozeß entgegenwirken, wie zum Beispiel Antioxidantien, von denen Vitamin E das wichtigste ist. Die besten Quellen sind:

- Eier
- Vollkornprodukte
- frisches, dunkelgrünes Gemüse (Spinat, Brokkoli)
- Vitamine C und A
- Brotaufstriche mit zugesetztem Vitamin E

In der Menopause geht die Östrogenproduktion drastisch zurück. Dieses Hormon stärkt und schützt die Unterleibsorgane und kräftigt die für die Kontinenz zuständigen Muskeln. Die weit verbreitete Hormonersatztherapie gleicht den entstandenen Östrogenmangel zwar aus, doch sie kann Nebenwirkungen haben. Dieses Problem besteht bei den in Pflanzen enthaltenen Phyto-Östrogenen nicht. Sie helfen bei Östrogenmangel auf eine sanfte und natürliche Weise, sind jedoch bei weitem nicht so wirksam wie die Tabletten.

Phyto-Östrogene sind enthalten in:

- Soja und Tofu
- Erbsen und Bohnen, inklusive Mungobohnen und Kichererbsen
- Sonnenblumenkernen, Sesamsamen

Pamela

Pamela war süchtig nach Schokolade. Bereits als Teenager war sie etwas mollig gewesen, doch nach der Geburt ihrer Zwillinge, die beide fast sechs Pfund wogen, ging ihr Gewicht stetig nach oben. Dabei trieb sie immer gern Sport, besonders Tennis und Laufen.

Trotz ihres Übergewichts hatte sie nie Probleme mit der Blase, bis sie im Alter von 45 eine schwere Blasenentzündung bekam. Die dabei auftretende Inkontinenz flaute auch nach der Genesung nicht mehr ab. Pamelas Blase war durch die Entzündung gereizt und durch ihr Übergewicht einem steigenden Druck ausgesetzt.

Wegen ihrer Inkontinenz suchte sie Trost im Schokoladenkonsum, was die Sache natürlich verschlimmerte. In der Hoffnung auf ein Wundermittel, ging sie zu ihrem Hausarzt, aber ein solches gab es nicht, und bei den empfohlenen Beckenbodenübungen fehlte ihr das nötige Durchhaltevermögen. Schließlich überwies sie ihr Arzt an einen urologischen Chirurgen, der einer Operation zustimmte – unter der Bedingung, daß sie vorher mindestens 12 kg abnahm.

Die häufigen »Unfälle« und das ständige Auswechseln der Vorlagen mit all den Problemen der Entsorgung, wenn sie sich zum Beispiel bei Freunden aufhielt, machten sie mürbe. Als auch noch ihre Ehe und ihr Familienleben gefährdet schienen, begann sie eine rigorose Diät mit 800 Kalorien am Tag – und sie schaffte es tatsächlich, das anvisierte Gewicht zu erreichen. Die darauf vorgenommene Operation, eine Standard-Kolposuspension, brachte den erwünschten Erfolg.

Es dauerte zwar sechs Wochen, bis sie sich davon erholte, aber alles, was sie heute daran erinnert, ist eine gut verheilte Narbe in der Bikinizone und ein Familienleben, das dadurch wieder in Ordnung gebracht wurde.

Vitamine

Vergewissern Sie sich, ob Ihre Ernährung ausreichend Vitamine enthält, wenn Sie nach einer Geburt oder einem Infekt wie einer Zystitis wieder zu Kräften kommen wollen oder wenn Sie unter Wechseljahrssymptomen leiden. Überschreiten Sie die empfohlene tägliche Menge aber nicht. Wir benötigen unser ganzes Erwachsenenleben über dieselbe Menge, weder mehr noch weniger. Obwohl es in Apotheken und Drogerien jede Menge Vitaminpräparate zu kaufen gibt, werden Vitamine vom Körper besser aufgenommen und verwertet, wenn sie Teil der täglichen Nahrung sind.

Wichtig für ein gutes Funktionieren des Harnsystems sind folgende Vitamine:

Vitamin C

Vitamin C (Ascorbinsäure) hilft beim Aufbau von Kollagen, dem elastischen Stützgewebe, das für das Heilen der Haut und anderweitig geschädigtem Gewebe sowie für die Bildung von Narbengewebe benötigt wird. Es ist genau das, was der Beckenboden braucht. Außerdem hilft es dem Körper, Eisen zu verwerten. Die benötigte Tagesmenge beträgt 60 mg. Vitamin C ist in frischem Obst enthalten, besonders in schwarzen Johannisbeeren und Zitrusfrüchten, in Salat und kurz gekochtem Gemüse wie zum Beispiel Spinat, Brokkoli und Rosenkohl. Rauchen und die Pille zur Empfängnisverhütung, Aspirin und Steroide hemmen die Aufnahme von Vitamin C.

Folsäure

Folsäure ist besonders wichtig in der Schwangerschaft. Ältere Menschen, die allein leben und sich nicht mehr vollwertig ernähren, sowie Asiaten, die hauptsächlich Reis essen, neigen zu einem Mangel an Folsäure. Die Folge kann Blutarmut sein, die sich in Müdigkeit und Konzentrationsschwierigkeiten äußert. Folsäure kann aus Leber, Orangen, Blattsalat sowie Brokkoli, Wirsing und Stangenbohnen aufgenommen werden. Die Gemüse dürfen allerdings nicht zu lange gekocht werden, da die Folsäure sonst zerstört wird. Ihre Aufnahme wird ebenfalls beeinträchtigt durch die Hormonersatztherapie, Antiepileptika und zuviel Alkohol.

Vitamin B12 (Cobalamin)

Das Besondere am Vitamin B12 ist, daß es in keiner Pflanze vorkommt. Alle tierischen Produkte enthalten B12, am höchsten ist die Konzentration in Leber, Fleisch und Geflügel. Normalerweise sind wir immer ausreichend damit versorgt. Vegetarier nehmen es mit Eiern, Milch und Käse zu sich, während strikte Veganer, die alle Produkte tierischen Ursprungs ablehnen, es nur über ihre Nahrungsmittel kontaminierende Keime und Schimmelpilze aufnehmen. Nicht absorbiert wird B12, wenn sich folgende Stoffe im Körper befinden: Colchicin, ein Medikament gegen Gicht, gewisse Formen von Kalium oder ein Parasit, der in einigen roh verzehrten japanischen Fischen vorkommt. Eine mangelnde Versorgung mit Cobalamin schädigt das Blut und das Nervensystem und hemmt das Wachstum bei Babys. Der Schaden an den Nerven kann zu einem Verlust der Blasenkontrolle mit ständiger Inkontinenz führen.

Vitamin E

Vitamin E ist das wichtigste Antioxidans, von dem alle Zellen des Körpers profitieren. Besonders reichlich vorhanden ist es in pflanzlichen Ölen, vor allem Weizenkeimöl, aber auch in Nüssen und Sprossen, Vollkornmüsli, Butter und Eiern.

Vitamin D

Vitamin D, das selbst produzierte »Sonnenscheinvitamin«, wird von den Hautfetten durch die Einwirkung ultravioletter Strahlen hergestellt, und zwar am effektivsten bei hellhäutigen Menschen. In den Wechseljahren hilft es, zusammen mit Kalzium, Osteoporose zu verhindern. Vitamin D wird nur zu einem geringen Teil über die Nahrung aufgenommen, Spuren findet man in Fischölen sowie in Sardinen, Thunfisch und Lachs.

Mineralstoffe

Nur zwei Mineralstoffe sind vom mittleren Alter aufwärts von besonderer Bedeutung: Kalzium und Eisen.

Kalzium

Neben sportlicher Betätigung ist es Kalzium, das für die Gesundheit der Knochen sorgt. Es kommt in Milchprodukten und Sardinen vor. Wenn in den Wechseljahren der Östrogengehalt im Blut abnimmt, wird vermehrt Kalzium mit dem Urin ausgeschieden. Auch Medikamente mit Steroiden führen zu einer Reduzierung des Kalziums.

Weil 70 % des aufgenommenen Kalziums durch den Darm wieder ausgeschieden werden, muß von den entsprechenden Nahrungsmitteln viel gegessen bzw. getrunken werden. Ein weiteres Problem ist die Auswirkung von Phytinsäure, die die Aufnahme von Kalzium behindert. Viele Getreidekörner enthalten Phytin, im Gegensatz zu Weißbrot – eine Eigenschaft, die diesem etwas in Verruf geratenen Lebensmittel einen Vorteil verschafft.

Eisen

Eisen nimmt eine Schlüsselstellung ein bei der Sauerstoffversorgung der Körperzellen durch den Blutfarbstoff Hämoglobin. Die häufigste Form der Anämie (Blutarmut), unter der meist Frauen leiden, beruht auf einem Eisenmangel. Davon betroffen sind bis zu 20 % der Frauen über 60, doch auch jüngere Frauen mit starken Monatsblutungen entwickeln oft eine Anämie. Schwangerschaft und Geburt greifen die Eisenreserven ebenfalls an.

Eisenmangel hat zwar keine direkte Auswirkung auf die Harninkontinenz, doch es schwächt die Muskeln, insbesondere diejenigen des Bauchraumes. Dies kann eine Harninkontinenz begünstigen und deren Heilung verzögern.

Bei vielen Ernährungsgewohnheiten wird zuwenig Eisen aufgenommen – Beispiele sind Vegetarier, manche Asiaten, ältere Menschen und Leute, die eine Schlankheitsdiät befolgen. Die wichtigsten Eisenlieferanten sind Fleisch und Leber. Mit großem Abstand folgen Haferflocken, Vollkornprodukte, Gemüse, Hülsenfrüchte, Wasserkresse, getrocknete Feigen, Sardinen und Schokolade.

Agnes

Die 77jährige Agnes, eine ehemalige Schulrektorin, legte großen Wert auf ihre Haltung. Außerdem war sie auffallend schlank, wenn nicht gar hager. Dies war darauf zurückzuführen, daß sie streng darauf achtete, nicht mehr Kalorien zu sich zu nehmen, als sie unbedingt brauchte. Sie war immer stolz auf ihre Selbstdisziplin gewesen, deshalb war es für sie unerträglich, als sie irgendwann feststellen musste, daß ihre Blase nicht mehr so funktionierte, wie sie es von ihr erwartete. Ihr Blasenhals hatte sich so weit gesenkt, daß er einen Harnverlust nicht mehr verhindern konnte. Weil keinerlei Fettschicht die Organe ihres Bauchraumes umhüllte, gab es keine stützenden Polster, die sie an ihrem Platz hielten.

Trotz allen Versuchen schaffte Agnes es nicht, ein Gespür für die Körperregion zwischen ihren Beinen zu entwickeln, weshalb ein Beckenbodentraining nicht möglich war. So suchte sie einen Spezialisten auf. Dieser schlug vor, den Blasenhals durch eine Unterspritzung mit Rinderkollagen zu stabilisieren. Sie willigte sofort ein.

Agnes hätte den einfachen Eingriff unter lokaler Betäubung ambulant über sich ergehen lassen können, doch wie die meisten Patientinnen zog sie eine Vollnarkose vor. Dazu mußte sie eine Nacht im Krankenhaus verbringen. Die Unterspritzung brachte dann zwar keine vollständige Heilung, aber sie erleichterte ihr den Umgang mit der Inkontinenz beträchtlich. Der Eingriff kann, falls nötig, wiederholt werden.

Agnes zählte zu den wenigen Menschen, denen es gut getan hätte, mehr zu essen, um so über eine dünne Fettschicht für Wärme, Polsterung und Schutz zu verfügen. Diäten und Ernährungsticks können gefährlich sein, wenn sie auf irgendeine Weise extrem sind – Pamela konnte Schokolade nicht widerstehen, Agnes war zu streng mit sich selbst. Daneben gibt es einige wirklich gefährliche Diäten, die Sie meiden sollten:

- Makrobiotische Zen-Diät. Sie hat zehn Abstufungen. Auf der obersten Stufe nimmt man nur Getreide und sehr wenig Flüssigkeit zu sich, was besonders schlecht für das Harnsystem ist. Dies kann zu Skorbut, Nierenschäden und sogar zum Tode führen.
- Strikt veganische Diät. Sie führt zu einem Mangel an Vitamin B12. Dadurch können Gehirn und Nervensystem geschädigt und eine Blutarmut herbeigeführt werden. Bei Kindern, die von Veganerinnen gestillt werden, besteht die Gefahr einer Beeinträchtigung ihrer Entwicklung. Bei Diäten, die nur aus pflanzlicher Kost bestehen, fehlt zudem Vitamin D. Dieses Vitamin kann aber auch von der Haut produziert werden, wenn sie ultraviolettem Licht ausgesetzt ist.
- Beverly-Hills-Diät (Hollywood-Star-Diät). Sie sieht in den ersten zehn Tagen nur Obst vor. Später kommt noch etwas Salat, Brot und Fleisch dazu.
- Dr.-Atkins-Diät. Diese weitverbreitete Diät aus Amerika enthält sehr wenige Kohlenhydrate. Die zweite Auflage des Diätbuches ist ungefährlicher als das Original.

Wie bei so vielem in der Natur gilt die Regel: Wenn Veränderungen vorgenommen werden, dann behutsam und Schritt für Schritt.

Anhang

Adressen

Deutsche Kontinenz Gesellschaft e.V.
Friedrich-Ebert-Straße 124
34119 Kassel
Tel. 0561 / 78 06 04
info@kontinenz-gesellschaft.de
www.kontinenz-gesellschaft.de

Medizinische Kontinenzgesellschaft Österreich MKÖ
Speckbacherstraße 1
6020 Innsbruck
Beratungs-Hotline 0810 / 100 455 (Ortstarif)
kontinenz@telering.at
www.inkontinenz.at

Schweizerische Gesellschaft für Blasenschwäche
Gewerbestraße 12
8132 Egg
044 / 994 74 30
info@inkontinex.ch
www.inkontinex.ch

Selbsthilfeverband Inkontinenz e.V.
Hasselwerder Straße 37
21129 Hamburg
040 / 7456822
info@selbsthilfeverband-inkontinenz.org
www.selbsthilfeverband-inkontinenz.org

Weiterführende Literatur bei Oesch und Jopp

Barker, Mark: *Denke nach und werde schlank! So erreichen Sie Ihre Ziele – ohne Zwangsdiät. Für immer!* Oesch, Zürich, 5. Aufl. 2006

Hoekstra, Elly / Van der Neer, Doke: *Der aktive Beckenboden. Die Spannkraft erhalten, wiederherstellen und fördern – mit sanften Übungen zu mehr Lebensfreude im Alltag.* Jopp/Oesch, Zürich, 2. Aufl. 2005

Hoekstra, Elly / Van der Neer, Doke: *Ismakogie – Anmut, Schönheit, Vitalität, Entspannung: die spielerische Bewegungslehre für den Alltag.* Oesch, Zürich 2004

Leibold, Gerhard: *Blasen- und Nierenleiden. Vorsorge, Symptome, Ursachen, erfolgreiche Naturheilverfahren.* Jopp/Oesch, Zürich 2005

Leibold, Gerhard: *Prostata. Beschwerden vorbeugen, Leiden erkennen, behandeln und heilen mit Naturheilkunde. Chancen und Risiken operativer Behandlung.* Jopp/Oesch, Zürich, 5. Aufl. 2005

Leibold, Gerhard: *Nie mehr verstopft! Gesunder Magen, aktiver Darm – ohne Roßkur und Tabletten.* Jopp/Oesch, Zürich, 2. Aufl. 2005

Leibold, Gerhard: *Schlafstörungen. Ursachen, Vorbeugung, ganzheitliche Therapie.* Jopp/Oesch, Zürich 2000

Meier, Resi: *Praktische Kneipp-Anwendungen. Waschungen, Bäder, Dämpfe, Güsse, Wickel, heiße Rolle, Auflagen, Heilkräuter, Kneippen mit Kindern.* Jopp/Oesch, Zürich, 4. Aufl. 2005

Stewart, Kellina: *Pilates leicht gemacht. Geschmeidiger Körper, flacher Bauch, schlanke schöne Beine, straffer Po.* Oesch, Zürich, 5. Aufl. 2006

Trickett, Shirley: *Endlich wieder angstfrei leben. Selbsthilferatgeber gegen Angst, Depressionen und Panikattacken.* Oesch, Zürich, 9. Aufl. 2005

Ulrich, Manfred A.: *Colon-Hydro-Therapie. Chronische Krankheiten durch Darmsanierung heilen.* Jopp/Oesch, Zürich, 10. Aufl. 2005

www.oeschverlag.ch
www.joppverlag.de
E-Mail: info@oeschverlag.ch

Nachweis der Abbildungen

S. 13 B. Braun-Dähler, aus: Leibold, G.: *Blasen- und Nierenleiden.* 2. Auflage 2004, Jopp/Oesch, Zürich, © by Oesch Verlag AG, Zürich

S. 40 B. Braun-Dähler, aus: Leibold, G.: *Erkrankungen der Prostata.* 5. Auflage 2005, Jopp/Oesch, Zürich, © by Oesch Verlag AG, Zürich

S. 87 E. Nowodworska, aus: Hoekstra E./Neer, D. van der: *Der aktive Beckenboden.* 2. Auflage 2005, Jopp/Oesch, Zürich, © by Panta Rhei, NL-Katwijk

S. 110 R. Stickel, aus: Meier, R.: *Praktische Kneipp-Anwendungen.* 4. Auflage 2005, Jopp/Oesch, Zürich, © by Schweizer Kneippverband, Bern

Dem Körper Gutes tun

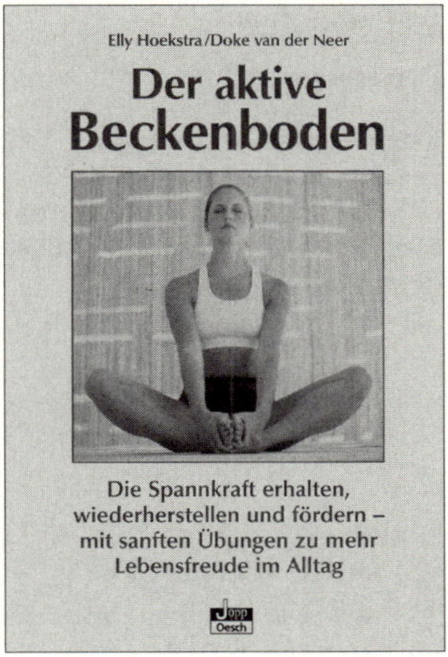

Elly Hoekstra / Doke van der Neer

Der aktive Beckenboden

Die Spannkraft erhalten, wiederherstellen und fördern – mit sanften Übungen zu mehr Lebensfreude im Alltag

2. Auflage
105 Seiten, zweifarbig,
55 Zeichnungen
ISBN 3-0350-5061-9
EAN 978-3-0350-5061-5

Dieses einfach umsetzbare und ohne lange Aufwärmphasen überall durchführbare Beckenboden-Training nach der Methode der Wiener Professorin Anne Seidel kommt direkt, schlicht und klar daher und ist zudem vielfach erprobt.
Mit diesem Ratgeber läßt sich die Spannkraft des Beckenbodens problemlos erhalten, nach Schwangerschaften wiederherstellen und selbst im Alter verbessern und stärken – damit wir zurück zu neuer Lebens- und Liebesfreude finden und endlich wieder ohne Probleme herzhaft lachen können.

Jopp Verlag bei Oesch
Jungholzstraße 28, 8050 Zürich
Telefax 0041/44 305 70 66
E-Mail: info@oeschverlag.ch
www.oeschverlag.ch

Bitte verlangen Sie unser aktuelles Verlagsverzeichnis

Alle Bücher von Jopp/Oesch erhalten Sie in Ihrer Buchhandlung, Versand- und Internetbuchhandlung

Bücher für positive Lebensgestaltung

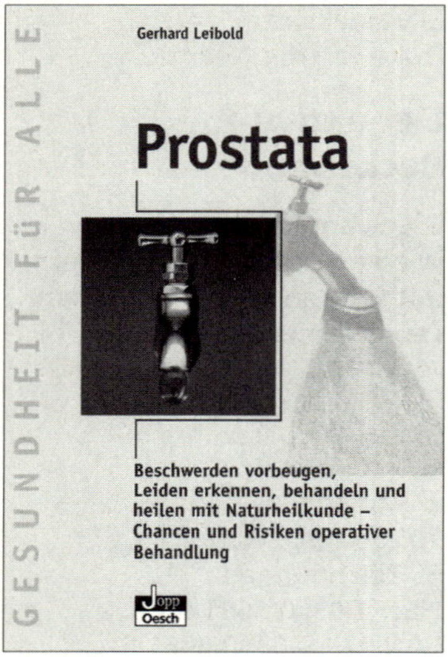

Gerhard Leibold

Prostata

Beschwerden vorbeugen, Leiden erkennen, behandeln und heilen mit Naturheilkunde – Chancen und Risiken operativer Behandlung

5. Auflage
124 Seiten, Abbildungen
ISBN 3-0350-5067-8
EAN 978-3-0350-5067-7

Dieses Buch tritt der verhängnisvollen Verdrängung mit sachlicher Information entgegen. Krankheiten der Prostata stellen sich längst nicht bei jedem Mann ein. Vorbeugung ist nach heutigem Wissen innerhalb bestimmter Grenzen möglich, durch frühzeitige Behandlung können der Krankheitsverlauf verzögert und viele Komplikationen vermieden werden. Informative »Pflichtlektüre« für den Mann.

Jopp Verlag bei Oesch
Jungholzstraße 28, 8050 Zürich
Telefax 0041/44 305 70 66
E-Mail: info@oeschverlag.ch
www.oeschverlag.ch

Bitte verlangen Sie unser aktuelles Verlagsverzeichnis

Alle Bücher von Jopp/Oesch erhalten Sie in Ihrer Buchhandlung, Versand- und Internetbuchhandlung